Veröffentlichungen aus der
Forschungsstelle für Theoretische Pathologie
(Professor Dr. W. Doerr)
der Heidelberger Akademie der Wissenschaften

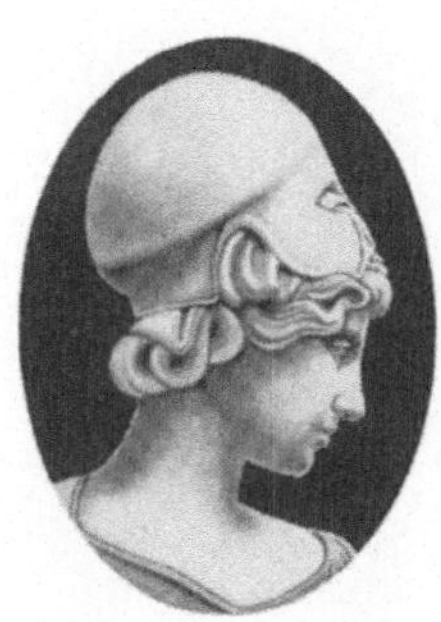

Supplement zu den Sitzungsberichten der
Mathematisch-naturwissenschaftlichen Klasse
Jahrgang 1975

V. Becker H. Schmidt

Die Entdeckungsgeschichte der Trichinen und der Trichinosis

Mit 18 Abbildungen

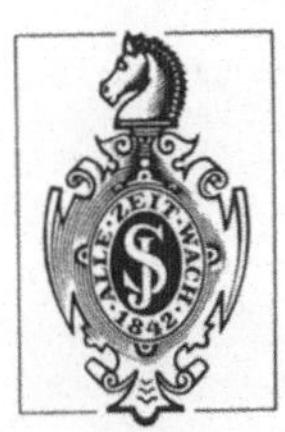

Springer-Verlag
Berlin Heidelberg New York 1975

Professor Dr. Volker Becker
Direktor des Pathologischen Instituts der Universität
8520 Erlangen
Krankenhausstr. 8 – 10

Dr. H. Schmidt
8591 Friedenfels/Opf.

ISBN-13: 978-3-642-66305-5 e-ISBN-13: 978-3-642-66304-8
DOI: 10.1007/978-3-642-66304-8

Softcover reprint of the hardcover 1st edition 1975

Inhaltsverzeichnis

Die Trichine

OWEN beschrieb 1835 einen Parasiten, der ihm in der Muskulatur des Menschen von einem „intelligenten Studenten", PAGET [1], gezeigt worden war. OWEN ordnete den Wurm in die Familie der Vibrionen ein. Nach der äußeren Beschaffenheit nannte er diesen Parasiten *Trichina spiralis* und beschrieb ihn so:

Genus Trichina:
Animal pellucidum, filiforme, teres, postice attenuatum: os lineare; anus nullus; tubus intestinalis genitaliaque inconspicui. (In vesica externam cellulosa, elastica, plerumque solitarium.)
Trichina spiralis:
Trich. minutissima, spiraliter raro flexuose incurva; capite obtuso; collo nullo; cauda attenuata obtusa. (Vesica externa elliptica, extremitatibus plerumque attenuatis elongatis.)
Hab. in Hominis musculis (praeter involuntarius) per totum corpus diffusa, creberrima.

Die Beschreibung enthält, wie LEUCKART (1860, 1871) bewies, einige nicht richtige Deutungen – z. B. werden Vorder- und Hinterteil verwechselt – immerhin war der Wurm in der Kapsel erkannt worden, was den entscheidenden Fortschritt gegenüber älteren Berichten bedeutete.

Die Mitteilung von OWEN wurde in der damaligen wissenschaftlichen Welt bald bekannt, weil der Parasit in der Muskulatur des Menschen gefunden worden war und weil, einmal aufmerksam geworden, die Beobachtungen in den folgenden Jahren sich häuften. Jeder Anatom, der etwas auf sich hielt, suchte die Beobachtung einer Trichina spiralis auf dem Präpariersaale zu machen. Die in moderner Zeit nicht allzu fremde Situation wird durch eine Notiz in KUSSMAULS „Jugenderinnerungen eines alten Arztes" aus der Heidelberger Anatomie klar: „Wir waren eines Morgens in fleißigem Präparieren begriffen, als einer der Präparanten an den Muskeln, die er eben bloßgelegt hatte, etwas Merkwürdiges entdeckte. Er rief uns an seinen Tisch, wir sahen das Fleisch weiß punktiert und die unzähligen Punkte entsprachen winzigen, steinharten Knötchen, die darin fest eingebettet steckten. KOBELT wurde herbeigeholt. Er schnitt ein Stückchen aus dem Muskel und eilte damit auf sein Arbeitszimmer, um es mikroskopisch zu untersuchen. Bald darauf kam BISCHOFF in den Saal, man erzählte ihm von dem seltsamen Befund, worauf er sich gleichfalls etwas von dem punktierten Fleisch zur Untersuchung mitnahm. Beide fanden, daß es sich um verkalkte Trichinen handle.

Die Beschreibung durch KOBELT und BISCHOFF brachte nichts Neues, aber die beiden Anatomen gerieten über die Berechtigung, den Fund zu veröffentlichen, einander in die Haare und trugen ihren Streit, zum allgemeinen Ärgernis, sogar in die öffentlichen Blätter (vgl. auch PAGENSTECHER, 1866)."

Ganz ohne Neuigkeit war die Beschreibung BISCHOFFS übrigens nicht, weil darin erstmals mit aller Deutlichkeit die Kapsel als Teil des Wurms und nicht als Antwort des Wirtes erklärt wurde, ein Umstand, der noch lange – bis in unsere Tage – umstritten war (siehe FASSKE und THEMANN, 1961; BLACKWINKEL und THEMANN, 1972).

---

[1] Dieser „intelligente Student" ist niemand anders als der spätere Chirurg Sir JAMES PAGET (1814 – 1899) nach dem die Ostitis deformans benannt ist. Er hat sich später – obwohl Chirurg – besonders durch pathologisch-histologische Studien einen Namen gemacht. Vielleicht haben die Untersuchungen, die er mit dem trichinigen Muskelfleisch am Mikroskop im Britischen Museum betrieb, ihm dem Mikroskop und seinen Möglichkeiten näher gebracht.

Im anatomischen Beobachtungsgut galt die inkapsulierte Trichina spiralis als eine Kuriosität, zugleich als Zeichen sorgfältiger Beobachtung. „So schien denn die Trichina eine jener müßigen Spielereien zu sein, mit denen die unpraktischen Anatomen als Mikroskopiker ihre Zeit vergeuden und an denen die Praktiker κατ'ἐξοχὴν gern mit mitleidigem Lächeln vorübergehen" (ZENKER, 1860).

In ähnlicher Weise spielen noch andere Parasiten im menschlichen Obduktionsgut eine Rolle, deren Krankheitswert gering ist, wie z. B. das Pentastomum denticulatum. Die Analogie zwischen den Beobachtungen von Pentastomum denticulatum und der Trichina spiralis liegt deswegen nahe, weil Pentastomum in seinem Lebenscyclus und in dem Eindringen in menschliche Organe von den gleichen Männern, nämlich RUDOLPH LEUCKART (1860) und FRIEDRICH ALBERT ZENKER (1854) beobachtet und geklärt worden sind, die auch die pathogenetische Bedeutung und die helminthologische Stellung der Trichine beim Menschen erkannten.

Im Gegensatz zu der zur damaligen Zeit vergleichsweise geringen *anatomischen* Wichtigkeit spielte die Trichina spiralis für die *Helminthologie* eine große Rolle. Nach der Beschreibung war vor allem die Einordnung in das helminthologische System, die anatomische Struktur, die Vermehrungsart – lebende Junge! – dann die Erkennung von männlichen und weiblichen Tieren, der Cyclus zwischen Darm- und Muskeltrichine und die Beziehung zu ähnlichen Parasiten, vor allem zu dem Trichocephalus dispar, ferner die Frage des Wirtswechsels und der Einheit des Wirtes Gegenstand besonderer Forschung.

Die einzelnen Forschungsschritte der helminthologischen Wissenschaft besitzen im Ductus des Meinungsstreites, der hier besonders geschildert werden soll, keine allzu große Bedeutung. Entscheidende Schritte dieser Forschung stammen u. a. von KÜCHENMEISTER in Dresden, PAGENSTECHER in Heidelberg. HUBER (1897) nennt als „Klassiker der Trichinologie" ZENKER und VIRCHOW als Pathologen, PAGENSTECHER (Heidelberg) und LEUCKART (Gießen) als Zoologen, sowie den Franzosen CHATIN.

An dieser Stelle soll deutlich gemacht werden, daß es sicher nicht Zufall, sondern im Sinne des Genius loci scientiae geradezu verständlich ist, daß Dresden in der Entdeckungsgeschichte der Trichine eine große Rolle gespielt hat. Der geistige Humus, das Gespräch zwischen den Fachgenossen, die von ihrem Problem erfaßt waren, bildet die Brückenschläge zwischen den Einzelerkenntnissen und der klinischen Krankheit. In Dresden war die Prosektur so in die Klinik integriert, daß der Pathologe ZENKER fast täglich auf der klinischen Station Visite machte und die Kranken auch in ihrem klinischen Erscheinungsbild selbst gesehen hatte. Davon zeugt die Zueigung in der Muskelmonographie, die ZENKER Herrn Geheimrat WALTHER, dem Vorstand der Medizinischen Abteilung des Stadtkrankenhauses Dresden, widmete: Dort lobt ZENKER die enge Verbindung zur Klinik. „11 Jahre hindurch . . . führte . . . fast Tag für Tag der Weg ins Sektionszimmer mich an Ihrer Seite durch die reich besetzten Krankensäle hindurch" (vgl. auch FIEDLER, 1898).

Auch KÜCHENMEISTER und ZENKER hatten engen Kontakt in der sehr aktiven Gesellschaft für Natur- und Heilkunde. Sie haben schon 1855 gemeinsame Untersuchungen über Trichina spiralis in der Muskulatur gemacht (KÜCHENMEISTER, 1855) (Abb. 1).

RUDOLPH LEUCKART war in den 50er Jahren des vorigen Jahrhunderts mit der helminthologischen Erforschung der Trichina beschäftigt (LEUCKART, 1857, 1860, 1866, 1876). Er hat entdeckt, daß die Trichine im Darme lebende Junge gebiert, war aber

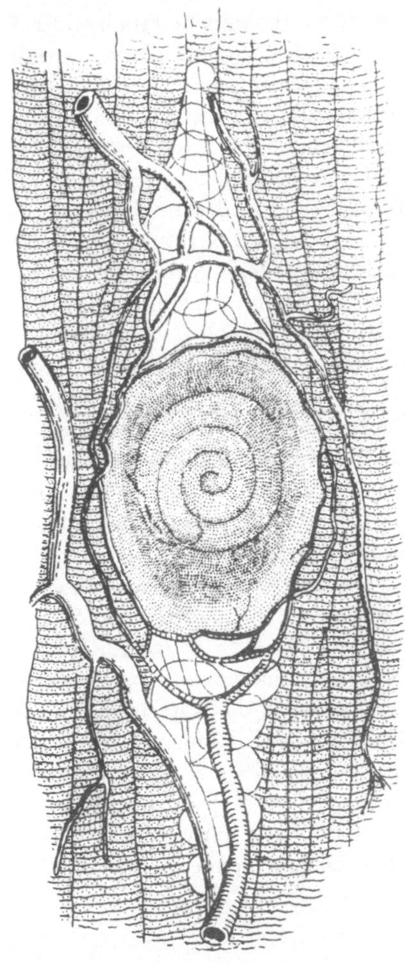

Abb. 1. Trichina spiralis nach KUECHENMEISTER, 1855. Beachte die idealisierte spiralige Darstellung und die Gefäßbeziehung, die rein nach der Phantasie erfolgte. KUECHENMEISTER, 1855: „Luschka'sche Trichina spiralis in ihrer Kapsel"

verständlicherweise von dem Gedanken des Wirtswechsels so beherrscht, daß er das Tier, das am meisten Darmtrichinen enthielt, den Hund, als ein Reservoir für die Trichine überhaupt ansah. Er war fest davon überzeugt, daß es durch Verschleppung von Hundekot zu einer Infektion mit Trichina spiralis käme, wie es bei dem Hundebandwurm und bei anderen Parasiten auch der Fall ist. Eigenartigerweise waren sowohl LEUCKART als auch KÜCHENMEISTER der Ansicht, daß die Trichine nur ein Entwicklungsstadium von Trichocephalus dispar darstellte, der ebenfalls reichlich in dem Hundedarm gefunden worden ist. So hatte KÜCHENMEISTER schon 1855 vor dem Verzehr trichinigen Fleisches gewarnt „damit man sich nicht Trichocephalus zuziehe".

Ohne daß wir hier auf Einzelheiten der Forschungsrichtung eingehen wollen, sei festgestellt, daß von der Erstbeschreibung durch OWEN (1835) bis zur monographischen Darstellung durch RUDOLPH LEUCKART (1860) knappe 25 Jahre vergangen waren.

Das helminthologische Problem der Trichina spiralis, ihre Vermehrungsart, ihre Einordnung in das System, der vermeintliche Wirtswechsel war in einem Viertel Jahrhundert weitgehend geklärt worden. Trotz der vielfältigen Bemühungen im anatomischen Präpariersaal war dieser Parasit aber scheinbar kein anatomischer Forschungsgegenstand mehr.

Unter denen, die gelegentlich und einmal aufmerksam geworden, dann immer häufiger („oft in Berlin", VIRCHOW, 1859) die Trichinenkapseln in der Muskulatur sahen, war RUDOLF VIRCHOW. Ihn, den Vielseitigen, fesselte zwar auch die Erkenntnis der helminthologischen Eigenart, – seine Beobachtungen zu den Trichinen sind unter dem Oberbegriff „Helminthologische Notizen" in seinem Archiv abgehandelt, – aber er sah auch die biologische Bedeutung des Wirtswechsels, der Verdauung der Kapsel im Magen, das Durchtreten der Embryonen und ihre Einwanderung in die Muskulatur. Er war der erste, der die *Darm*trichinen richtig beschrieb, der erkannt hatte, daß die Trichine in der Muskulatur selbst sich einkapselte, nicht im Zwischengebiet und daß die Muskelmasse aufgezehrt würde (Abb. 1). Er hat, um den Wirtswechsel näher kennenzulernen und um den Übergang von Darmtrichine in Muskeltrichine zu studieren, wie HERBST, LUSCHKA, KÜCHENMEISTER, LEUCKART und viele andere, Fütterungsversuche angestellt [2].

Das Problem der Trichine in der Muskulatur hat VIRCHOW vor allem von seinem Standpunkte aus, nämlich von Seiten der Zellular-Pathologie beschäftigt. Es ist verständlich, daß diese Betrachtungsweise für LEUCKART ferner lag, ja bis zu einem gewissen Grade uninteressant gewesen war.

Wer bildet die Kapsel, die Trichine oder die Zelle? Ist die Kapsel ein Schutzmechanismus der Trichine gegen den „Zellsaft" oder stellt die Kapsel eine Abwehrmaßnahme der Zelle, eine „Extraterritorialisierung" der Trichine dar? Wie lange ist die Trichine in der Kapsel lebensfähig? Über die Bedeutung der helminthologischen Trichinenforschung hinaus, die VIRCHOW wie kein anderer erkannte und wie kein anderer Nicht-Zoologe vermehrte, hat ihn das Problem der Zelle-Parasit-Beziehung beschäftigt.

Die Trichinenkrankheit

Als die helminthologische Seite des Problems scheinbar abgeschlossen war – buchstäblich: als die Monographie LEUCKARTS in Druck gegeben war – machte FRIEDRICH

---

[2] Der Göttinger Zoologe GUSTAV HERBST (1803 bis 1893) machte zwischen 1842 und 1851, also in der Zeit, in der sich RUDOLF LEUCKART in Göttingen für Zoologie habilitierte (1847), Fütterungsversuche mit trichinösem Fleisch. Er wollte feststellen, welche Tierarten für die Infektion in Frage kommen. Er benutzte zur Fütterung trichinöses Fleisch von einem Kater und einem Dachs und fütterte Hunde, Wiesel, Krähen, Dohlen, Tauben. Er konnte bei diesen Tieren Muskeltrichinen erzielen. Spätere Untersucher – vor allem LEUCKART selbst – erhoben jedoch Zweifel, ob es sich bei den verfütterten Würmern tatsächlich um Trichinen gehandelt hätte. Ferner wollte HERBST den Übertritt der Trichine aus dem Darm kennenlernen. Vielleicht waren die Versuche von HERBST im Rahmen seiner Untersuchungen über den Übertritt von relativ großen Partikeln unternommen worden. Hatte er doch kurz vorher (1843) den Übertritt von Stärke-Partikeln durch die Darmwand beschrieben (Herbst-Effekt), einen Vorgang, den wir heute als Persorption bezeichnen (VOLKHEIMER, 1972). So war für HERBST der Übertritt der Trichinen durch die Darmwand als persorptives Ereignis durchaus verständlich.

Albert Zenker in Dresden eine grundlegende Beobachtung, die das scheinbar abgeschlossene Forschungsgebiet in eine ganz andere Richtung wies: Zenker beobachtete am 27. Januar 1860 den Todesfall einer 20 Jahre alt gewordenen Frau. Als Todesursache wurden Trichinen erkannt und damit die Pathogenität der Trichine offenbar (Abb. 2).

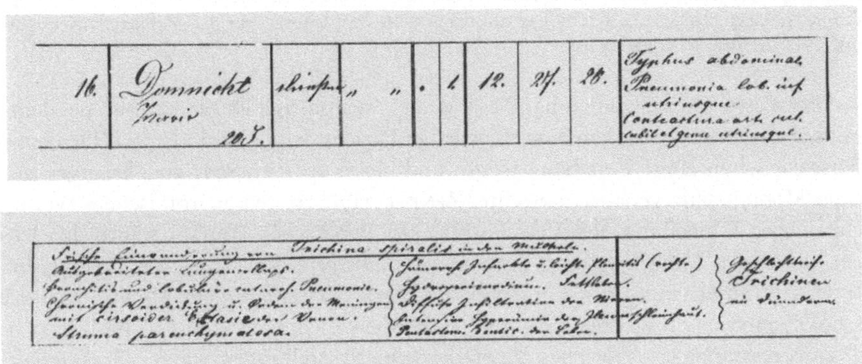

Abb. 2. Eintrag des Trichinenfalls in dem Sektions-Hauptbuch von Zenkers Hand

Zenker wählte zuerst den Namen „Trichinen-Krankheit", der dem Bedürfnis entsprechend gräkiziert wurde in „Trichiniasis" analog zu „Helminthiasis".

„Dem entgegen hat Rupprecht den Namen Trichinosis vorgezogen, der dann ... in neuester Zeit auch von Virchow angenommen ist. Der Name Trichinosis schließt sich an die jetzt gebräuchlichen Wortbildungen für Krankheitsformen an und er akkommodiert sich auch für den täglichen Gebrauch der deutschen (sowie nicht minder der französischen) Sprache in Form „Trichinose" viel besser als der wegen seiner Unbeholfenheit zu solchem Zweck ziemlich unbrauchbare Name Trichiniasis, über den sich deshalb Lasegue mit dem für den Wohllaut der Sprache so feinfühlenden Ohr des Franzosen wohl nicht zu Unrecht etwas entsetzt. Einigen wir uns daher auf den Namen Trichinosis!" (Zenker, 1866).

Warum hat *vor* Zenker niemand den Todesfall an einer Trichinenkrankheit gesehen, da es doch auch schon vorher derartiges gab und viele Krankheitsfälle in der späteren Zeit auch rückwirkend auf die Trichinose bezogen werden konnten? „Das Neue an der Sache ist nicht die Krankheit, sondern die Kenntnis derselben" (Virchow, 1866). War Zenker ein besonders sorgfältiger Beobachter, ist es die Sorgfalt des Sezierens allein, die zu einer derartigen Klarstellung geführt hat?

Zenker war auf eine besondere Art für die Entdeckung der nicht eingekapselten Muskeltrichine, der lebenden Einschwemmung der Trichinen vorbereitet. Er beschäftigte sich damals eingehend mit den Veränderungen der *Muskulatur beim Typhus abdominalis.* Er hatte durch seine eigene Sektionstechnik, die in anderen Prosekturen nicht üblich war, sein besonderes Augenmerk der Muskulatur zugewandt. Das Muskelorgan wird bei der Sektion ja stiefmütterlich behandelt. Dies geht auch aus der Bemerkung von Rudolf Virchow (1860) in den helminthologischen Notizen hervor: „Jeder Arzt, der Sektionen macht, weiß es, daß die Rücksicht auf die Muskeln, zumal wo es sich um so feine Veränderungen handelt, in der Regel durch wichtigere Gesichtspunkte verdrängt wird, ja, daß sehr häufig äußere Umstände eine ausgedehntere Untersuchung hindern".

Die Sektionstechnik von ZENKER ist u. a. insbesondere auf die Muskulatur der vorderen Bauchregion ausgerichtet. ZENKER hat seine Sektionstechnik nie selbst im einzelnen beschrieben. Sie ist bekannt geworden durch seinen Schüler und Nachfolger in Erlangen, GUSTAV HAUSER, der die „Zenkersche Sektionstechnik" 1913 ausführlich dargestellt hat.

Bei diesen Muskelstudien hat ZENKER die „wachsartige Degeneration" bei dem Typhus abdominalis gefunden, eine eigenartige Degenerationsform, die sein Denken und Forschen schon lange Zeit beschäftigte und die er später, 1864, von Erlangen aus in einer Monographie genauer darstellte, ZENKER zählt zu den anatomischen Typhuszeichen neben Schwellung und Verschorfung der Peyer'schen Plaques, neben den Roseolen, neben der Milzschwellung auch die *wachsartige Degeneration der Muskulatur.* Er legte seine Entdeckung den klinischen Kollegen dar und forderte sie auf, nach klinischen Äquivalenten zu suchen – also nach Muskelschmerzen oder Lähmungen beim Typhus abdominalis zu forschen. Er stellte seine Vorstellungen vor der Gesellschaft für Natur- und Heilkunde in Dresden am 8. Oktober 1859 vor, also 3 Monate vor der Beobachtung des Trichinentodesfalles. Er konnte umso mehr seine klinischen Kollegen auf das Phänomen der Muskelschmerzen aufmerksam machen, als er, wie bereits erwähnt, regelmäßig auf den klinischen Stationen vor allem mit Prof. WALTHER Visite machte.

Als dann am 12. Januar 1860 eine 20jährige Kranke mit Mattigkeit, Schwindel, Durst, Fieber und ganz hervorstechenden Muskelschmerzen in das Krankenhaus eingeliefert wurde, wurde – vermutlich unter dem mittelbaren oder unmittelbaren Einfluß von ZENKER, der die Kranke mehrfach sah – die Fehldiagnose Typhus abdominalis gestellt. Eine andere Diagnose war nicht zu machen, die Muskelschmerzen paßten ganz in das Konzept, aber dennoch wurde auch von ZENKER selbst ein Zweifel laut, weil keine Milzschwellung nachgewiesen werden konnte. Die schwerkranke Frau stöhnte vor Schmerzen bei jeder Bewegung, sie verstarb am 27. Januar 1860. Im Krankenhaus war die Spannung gewaltig, was der Prosektor bei der Obduktion der Verstorbenen finden würde. Andererseits war ZENKER selbst voll gespannter Erwartung, ob er die wachsartige Degeneration in diesem Falle finden würde. Natürlich hatte er Interesse daran, die Muskelbefunde unbeeinflußt von der Autolyse zu erhalten. Er entnahm daher „vor der Sektion" ein Stück der Muskulatur. ZENKER schilderte später (1866) die damalige Situation „die große Spannung, mit der ich dem anatomischen Befunde der Muskeln entgegensah, veranlaßte mich schon mehrere Stunden nach dem Tode, sobald die Leiche ins Leichenhaus gebracht worden war, derselben einige Muskeln zu entnehmen und mikroskopisch zu untersuchen. Der erste Blick zeigte zugleich das überraschende Bild der dichtesten Durchsetzung des Muskels mit nicht eingekapselten Trichinen" (ZENKER, 1866, p. 104). „Dutzende von nicht eingekapselten, sondern frei im Muskelparenchym liegende Trichinen sind erkannt worden" (ZENKER, 1860) (Abb.3).

„Bei dem großen Interesse teilte ich schon an diesem Tage mehreren Dresdener Kollegen, von denen ich wußte, daß sie sich für helminthologische Fragen interessierten, Muskelproben von der Leiche mit und forderte sie auf, der am nächsten Tage vor-

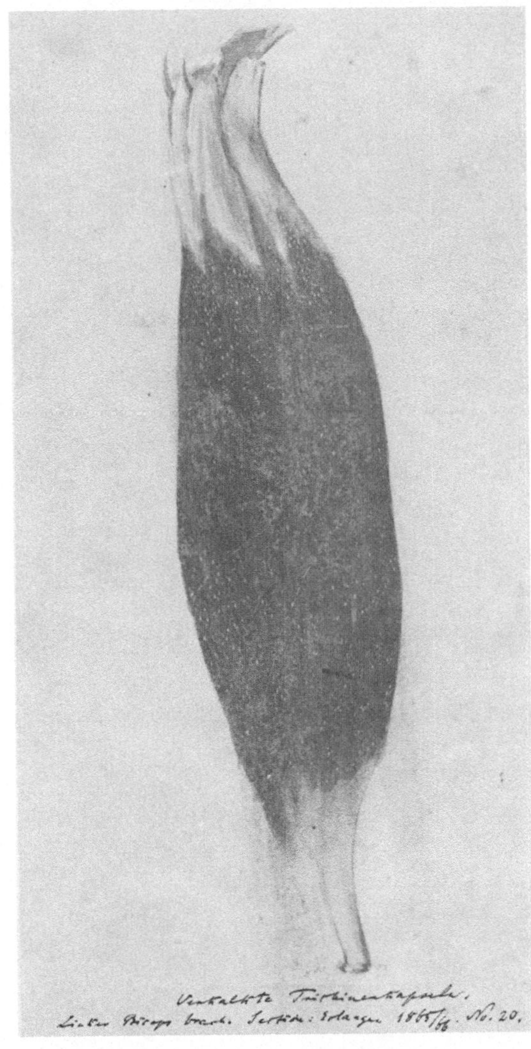

Abb. 3. Muskel von Trichinen durchsetzt. Vermutlich von ZENKER selbst oder in seinem Auftrage angefertigtes Aquarell. „Verkalkte Trichinenkapseln, linker Bizeps. Section Erlangen 1865/66 Nr. 20"

zunehmenden Sektion beizuwohnen. Mehrere von ihnen, ich nenne KÜCHENMEISTER, waren dann auch bei der Sektion zugegen" (ZENKER, 1866).

Die Sektion am folgenden Tage war für den Prosektor nur noch zum Ausschluß einer Todeskrankheit – vielleicht doch Typhus abdominalis? – nötig (Abb. 4, 5).

FRIEDRICH ALBERT ZENKER war sich der Tragweite seiner Entdeckung, der menschlichen Erkrankung durch Trichinen durchaus bewußt. „Der kleine Heuchler ist entlarvt" (ZENKER, 1860).

Es wirft aber ein besonderes Licht auf die Natur des Gelehrten, daß ihm seine Muskelarbeit mehr am Herzen lag, und er sich von dieser seiner Forschungsaufgabe im

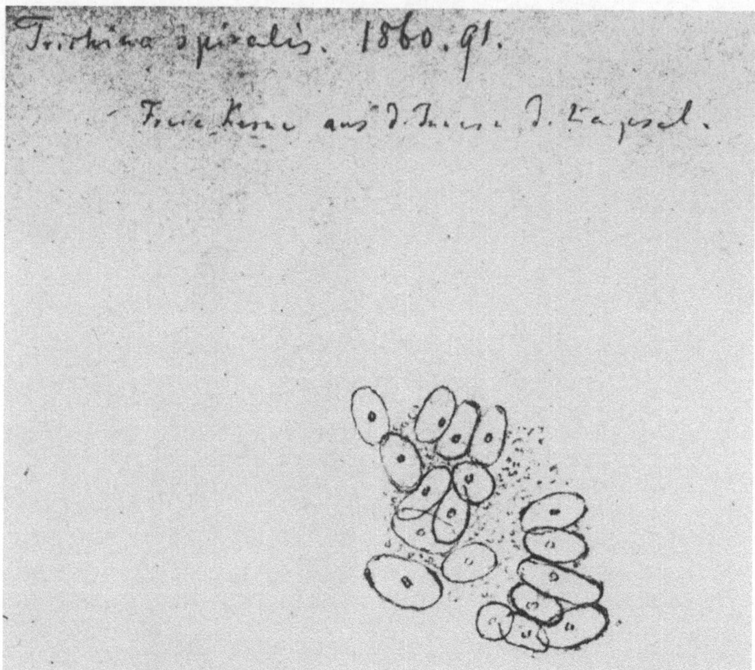

Abb. 4. Original-Zeichnung von einer Trichina spiralis „freie Kerne aus der Kapsel", Zeichnung von ZENKER 1860

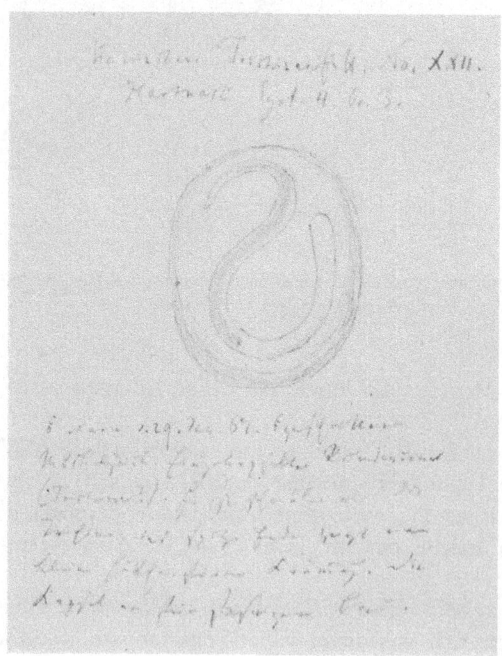

Abb. 5. Zeichnung einer Trichine aus den Fütterungsversuchen von ZENKER

Berlin, 7. März 60.

Lieber Herr College.

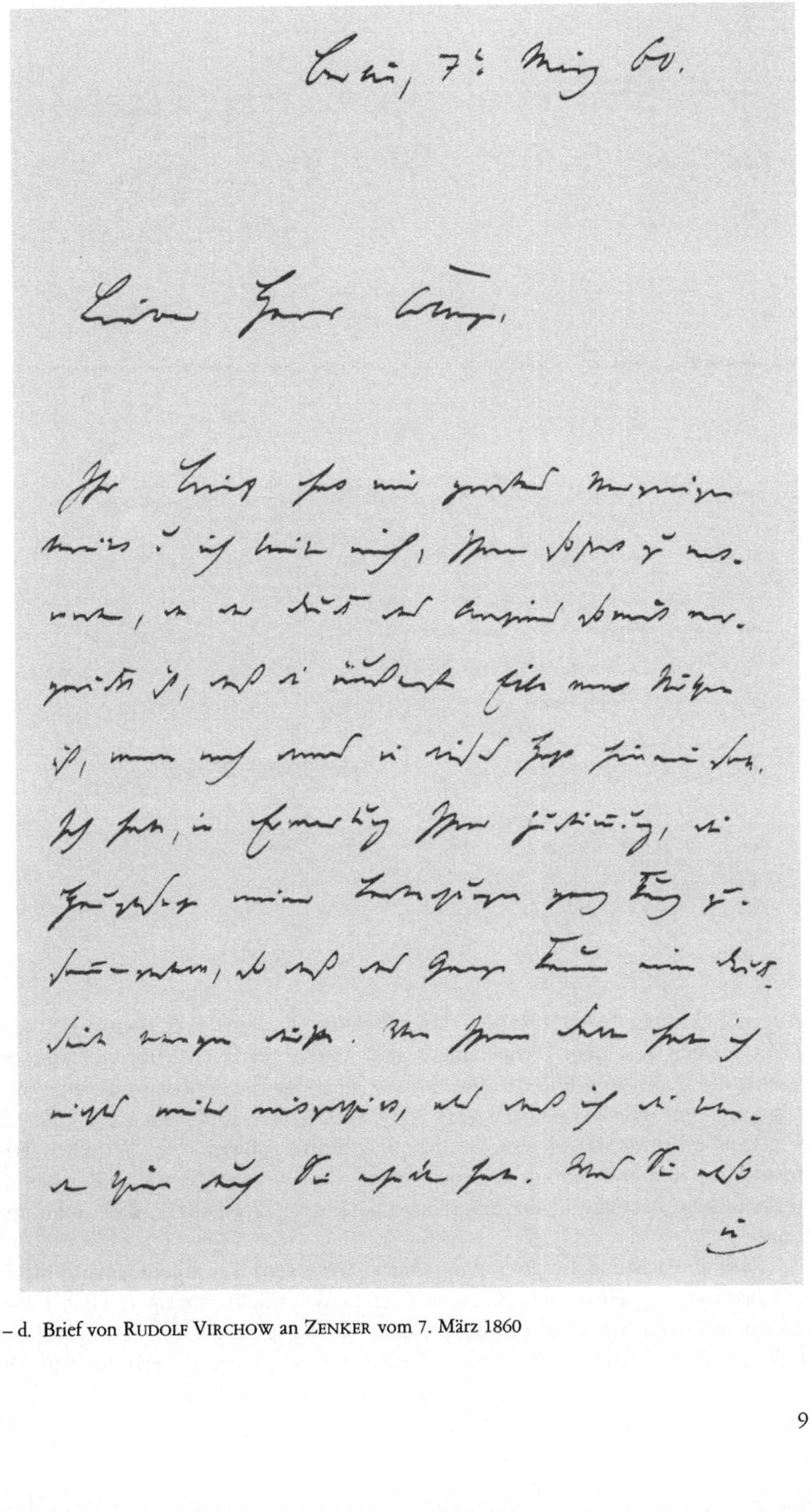

a

Abb. 6 a – d. Brief von RUDOLF VIRCHOW an ZENKER vom 7. März 1860

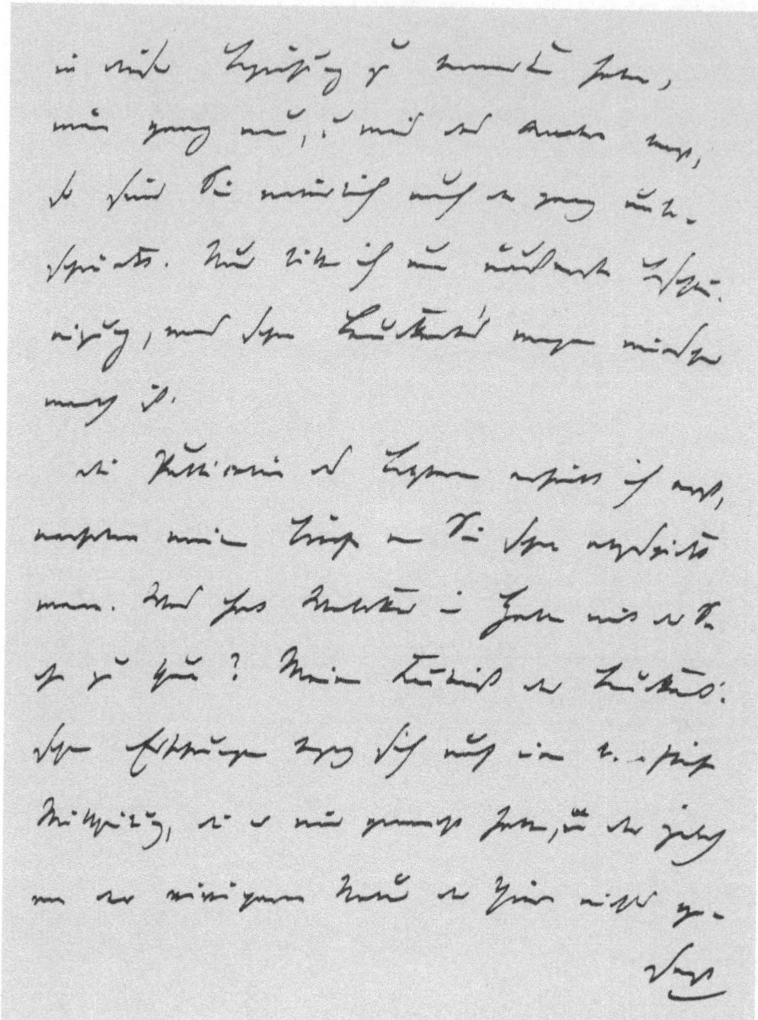

Abb. 6 b

Augenblick nicht hatte abbringen lassen wollen. Es wirft aber ebenso ein besonderes Licht auf den in seinem Temperament ganz anders gearteten Rudolf Virchow. Er erkannte die Bedeutung und drängte Zenker, er möge die Beobachtung möglichst rasch – sofort! – mitteilen (vgl. Brief vom 7. 3. 1860, Abb. 6 und vom 15. 3. 1860, Abb. 7). Virchow erkannte das wissenschaftliche Prioritäts-Problem in der aktuellen Trichinenforschung, zum anderen sah aber der weltoffene Virchow besser als Zenker das sanitätspolitische Problem in der Sektionsbeobachtung, er erkannte, daß „man etwas tun müsse".

Zenker dachte nicht einen Augenblick daran, daß ihm irgendjemand die Priorität der Beobachtung einer menschlichen Trichinenkrankheit streitig machen könnte. Für seinen rechtschaffenen aufrechten Forschersinn lag eine derartige Möglichkeit außerhalb des Denkbereiches. Wie wenig Zenker um sein Erstlingsrecht besorgt war, zeigt

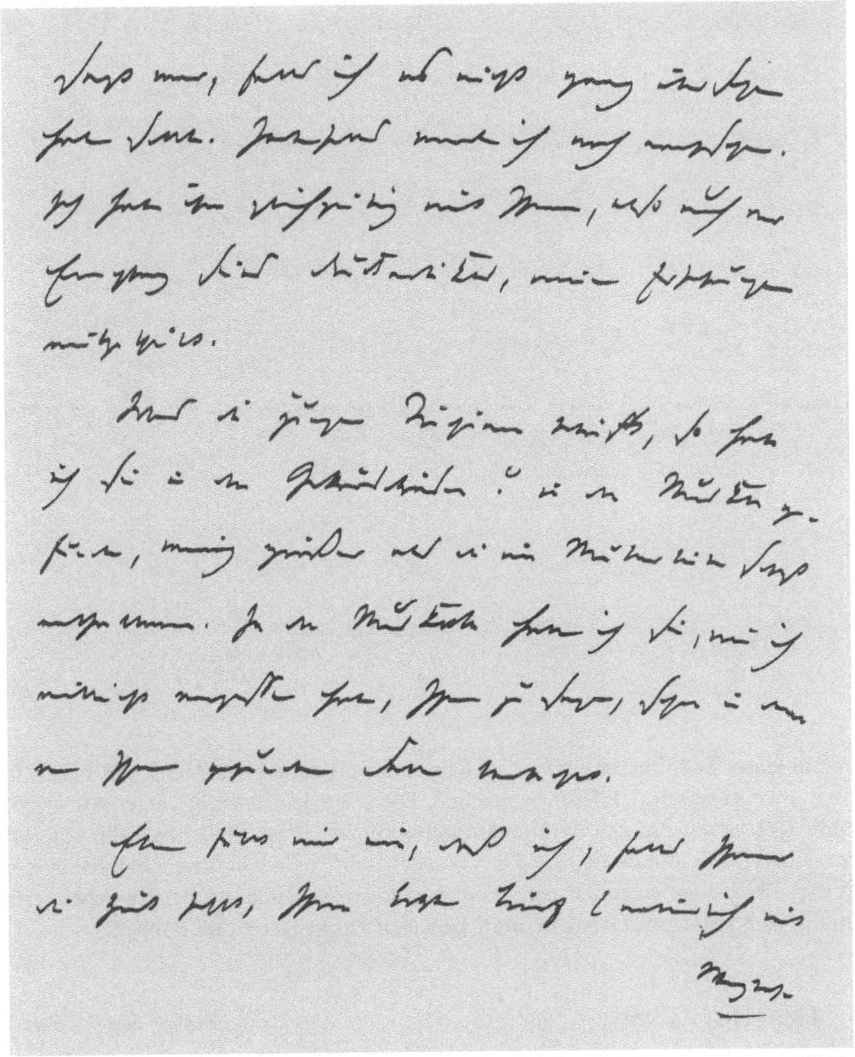

Abb. 6 c

sich darin, daß er unmittelbar nach der Obduktion den beiden anderen, damals bekannten Trichinen-Forschern – nämlich RUDOLPH LEUCKART und RUDOLF VIRCHOW – mit Trichinen durchseuchtes Fleisch zu eigenen Forschungen zur Verfügung stellte. Noch deutlicher aber wird das für ihn nicht Denkbare aus den Zeilen, die er später – 1866 – zur Wahrung seines Prioritätsrechtes schrieb.

ZENKER und VIRCHOW

Der weltgewandte RUDOLF VIRCHOW sah diesen Streit voraus und drängte ZENKER, legte aber auch ZENKERS Priorität in seinen eigenen „helminthologischen Notizen"

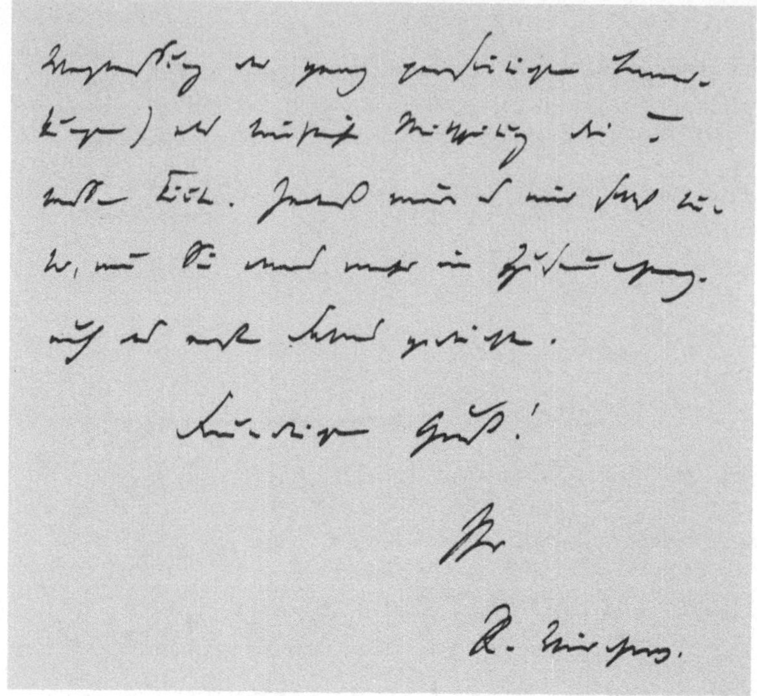

Abb. 6 d

und in seiner Trichinenarbeit fest: „Allein niemand hatte beim Menschen solche freien (d. i. uneingekapselte) Trichinen gesehen. Die erste Beobachtung dieser Art wurde im Jahre 1860 durch Zenker in Dresden gemacht, in einem tödlichen Falle von Trichinen-Krankheit" (Virchow, 1865). Virchow schrieb in eindringlicher bedrängender Weise, Zenker solle endlich seine Beobachtungen in Virchows Archiv geben, er halte ihm in dem gerade im Druck befindlichen Heft einige Seiten frei (Abb. 6).

Lieber Herr College! „Berlin, den 7. März 1860

Ihr Brief hat mir großes Vergnügen bereitet, und ich beeile mich, Ihnen sofort zu antworten, da der Druck des Archivs soweit vorgerückt ist, dass äusserste Eile von Nutzen ist, wenn noch etwas in dieses Heft hinein soll. Ich habe, in Erwartung Ihrer Zustimmung, die Hauptsache meiner Beobachtungen ganz kurz zusammengethan, sodass das Ganze kaum eine Druckseite betragen dürfte. Von Ihrem Fall habe ich nichts weiter mitgetheilt, als dass ich die lebenden Thiere durch Sie erhalten habe. Was Sie also in dieser Beziehung zu bemerken haben, wird ganz neu, und was das Andere betrifft, so sind Sie natürlich auch da ganz unbeschränkt.

Nur bitte ich um äusserste Beschleunigung, was schon Leuckarts wegen wünschenswert ist.

Die Publikation des Letzteren erhielt ich erst, nachdem meine Briefe an Sie schon abgeschickt waren. Was hat Welcker in Halle mit der Sache zu tun? Meine

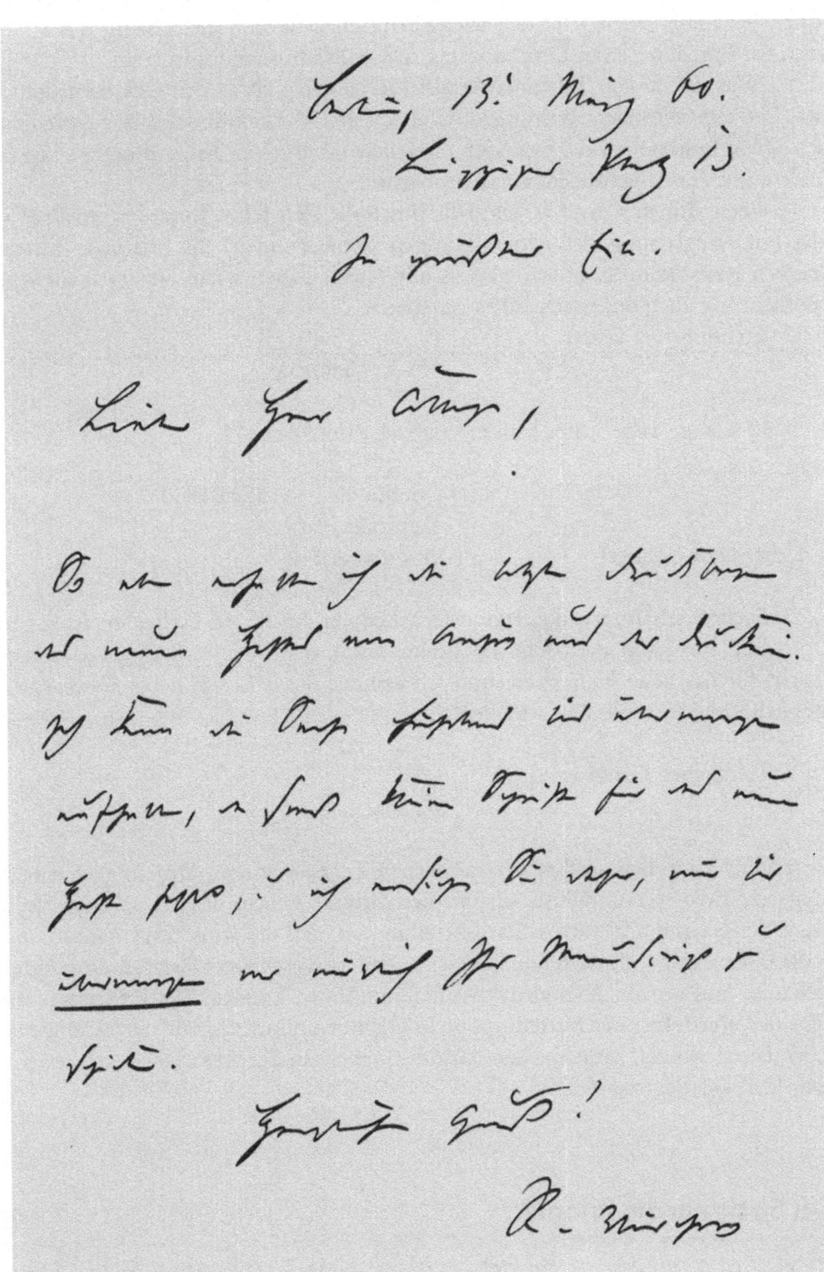

Abb. 7. Brief von VIRCHOW an ZENKER vom 15. März 1860

Kenntnis der Leuckart'schen Erfahrungen, die er mir gemacht hatte, in der jedoch von der Migration der Thiere nichts gesagt war, falls ich es nicht ganz übersehen haben sollte. Jedenfalls werde ich noch nachsehen. Ich habe ihm gleichzeitig mit Ihnen, also auch vor Empfang seines Druckartikels, meine Erfahrungen mitgeteilt.

Was die jungen Trichinen betrifft, so habe ich sie in den Gekrösedrüsen und in den Muskeln gefunden, wenig größer als die im Muskelbündel selbst enthaltenen. In den Muskeln hatte ich sie, wenn ich es vielleicht vergessen habe, Ihnen zu sagen, sogar in dem von Ihnen gefundenen Fall beobachtet.

Eben fällt mir ein, dass ich, falls Ihnen die Zeit fehlt, Ihren letzten Brief (natürlich mit Weglassung der ganz abseitigen Bemerkungen) als briefliche Mittheilung drucken lassen könnte. Indess wäre es mir soweit lieber, wenn Sie etwas mehr im Zusammenhang auch des ersten Falles gedächten.

Freundlichen Gruss

Ihr R. VIRCHOW."

Und wenige Tage später kam ein zweiter Brief (Abb. 7).

„Berlin, den 13. März 1860
Leipziger Platz 13
In grösster Eile

Lieber Herr College!

Soeben erhalte ich die letzten Druckbogen des neuen Heftes im Abzug aus der Druckerei. Ich kann die Sache höchstens bis übermorgen aufhalten, da sonst keine Schrift für das neue Heft passt, und ich ersuche Sie daher, mir bis *übermorgen,* wenn möglich, Ihr Manuscript zu schicken!

Herzlichen Gruss

R. VIRCHOW."

Endlich, wirklich an den letztmöglichen Tagen vor dem Druck, geht eine Mitteilung von ZENKER ein. Wenn wir die Verhältnisse richtig deuten, so zeigt der Kleindruck der gesamten ZENKERschen Mitteilung an, daß die lange angemahnte und dann endlich – zu spät – eintreffende Arbeit für den vorgesehenen Platz zu umfangreich gewesen ist und nur im Kleindruck Aufnahme finden konnte. Die Deutung, VIRCHOW habe die Wertigkeit der Mitteilung nicht erkannt und diese „nur" im Kleindruck mitteilen lassen wollen, kann aus den Ausführungen von ZENKER (1866) zu diesem Punkt ganz klar widerlegt werden.

Der Streit um die Priorität

Der *Prioritätsstreit* um die Entdeckung und Bewertung der Trichinose für die menschliche Krankheitslehre entzündet sich im Anschluß an die Mitteilung von ZENKER in einer heute kaum mehr nachvollziehbaren Heftigkeit. Der Streit hat seine Wurzel z. T. in dem mangelnden Verständnis des theoretischen Helminthologen LEUCKART für die Bedeutung der sicheren Auffindung eines Todesfalles durch die bis dato für unschädlich gehaltene Trichine.

Mit der Sektionsbeobachtung ZENKERS war ein als harmlos gekennzeichneter Parasit als gefährlicher Krankheitserreger entlarvt, wurde eine damals relativ häufig vorkommende Krankheit in ihrer Ursache erkannt. Damit war eine oft unter der Diagnose eines Muskelrheumatismus oder gar Gicht verlaufende Krankheit als ganz andersartig bedingt ausgegliedert worden. Das war dem der Klinik zugewandten Pathologen RUDOLF VIRCHOW sofort klar. Er reagierte temperamentvoll auf die briefliche Mitteilung von ZENKER über den Todesfall. Demgegenüber empfand – so scheint es wenigstens – LEUCKART die Mitteilung eines Todesfalles als eine Ergänzung, nicht vielmehr als eine Appendix seiner eigenen helminthologischen Forschung und lobte die Freundlichkeit ZENKERS, daß er an ihn Untersuchungsgut gesandt habe (vgl. Brief LEUCKARTS vom 2. Februar 1860). Ähnlich klingen auch die Mitteilungen, die vorwiegend in der naturwissenschaftlichen Literatur erwähnt werden (MEISSNER, 1863).

Wenn man die Mitteilungen LEUCKARTS unmittelbar nach ZENKERS brieflicher Benachrichtigung unbefangen liest, gewinnt man den Eindruck, daß LEUCKART die Tragweite der Beobachtung von ZENKER nicht erfaßte. Vieles, was er nachher äußerte, galt dem tatsächlichen Prioritätsstreit, aber auch, so scheint es uns – dem Vertuschen der fehlenden ersten Einsicht.

In der Annahme, LEUCKART habe als Helminthologe die medizinische Bedeutung nicht erfaßt, werden wir bestärkt durch den Umstand, daß er später den Begriff der Trichinen-Krankheit (Trichinose) nicht von der helminthologisch orientierten Trichinen-Untersuchung unterscheidet und abtrennt. Dadurch entsteht oft eine Verschiebung der Akzente.

RUDOLF VIRCHOW hat später (1865) auf der Höhe des Prioritätsstreites die Verdienste der jeweiligen Forscher zusammengestellt:

VIRCHOW schreibt: „Ich habe zuerst beobachtet:

1) die Entwicklung der Muskeltrichinen im Darm zu freien, doppeltgeschlechtlichen, geschlechtsreifen (mit Eiern oder Samenzellen versehenen) Thieren, welche vom Trichocephalus verschieden sind,
2) die Einwanderung der aus den Darmtrichinen ausgeschlüpften Embryonen in die Gekrösdrüsen, die Bauchhöhle, den Herzbeutel, die Muskeln des nämlichen Individuums,
3) die Entwicklung derselben in den Muskeln zu vollständigen Thieren,
4) die Bildung der Cyste aus der Substanz des Muskelprimitivbündels.

Dagegen hat Hr. LEUCKART zuerst beobachtet:

1) das Freiwerden der Trichinen aus ihren Kapseln im Darmkanale,
2) die Entwicklung von lebenden Embryonen im Leibe der Darmtrichinen,
3) die Uebertragung dieser Embryonen durch den Darminhalt auf ein anderes Thier und die Einwanderung derselben in den Leib dieses Thieres."

ZENKER hat eine ähnliche qualitative Zusammenstellung vorgenommen (1866). Er schreibt damals folgendermaßen:

„I. dass der Mensch sich durch den Genuss trichinigen Schweinefleisches mit Trichinen inficiert (ZENKER);

II. dass diese Trichinen, gleichwie im Darm der Hunde (VIRCHOW) und Kaninchen (VIRCHOW), so auch im Darm des Menschen (ZENKER) sich zu geschlechtsreifen Würmern, Darmtrichinen entwickeln;

III. dass diese Darmtrichinen schon nach 7 Tagen ausgewachsen sind und lebendige Junge gebären (LEUCKART);

IV. dass diese junge Brut direct aus dem Darm ihres Wohnthiers in die Muskeln desselben Individuums überwandert (ZENKER, VIRCHOW);

V. dass die Embryonen auf dieser Wanderung in Gekrösdrüsen, Bauchhöhle, Herzbeutel gefunden werden (VIRCHOW);

VI. dass dieselben in den Muskeln in das Innere der Primitivbündel eindringen (VIRCHOW) und die contractile Substanz zum Zerfall bringen (ZENKER, VIRCHOW);

VII. dass sie innerhalb des Muskels zu ausgebildeten Muskeltrichinen heranwachsen (ZENKER, VIRCHOW, LEUCKART);

VIII. dass diese Vorgänge beim Menschen eine schwere fieberhafte Krankheit mit den heftigsten Muskelerscheinungen bedingen (ZENKER);

IX. dass Menschen (ZENKER) und Thiere (VIRCHOW) an dieser „Trichinenkrankheit" sterben können;

X. dass nach alledem die Fälle von eingekapselten Trichinen beim Menschen als geheilte Trichinen-Krankheits-Fälle aufzufassen sind (ZENKER)."

Danach stellte ZENKER die Einzelbefunde auch noch kalendarisch zusammen (1866): „Die Resultate dieser Prüfung sind unerfreulicher Art". Auch LEUCKART hat eine ähnliche Zusammenstellung vorgenommen (1866).

Was war geschehen, was diese heftigen Reaktionen hervorgerufen hat?

In der Tat hat LEUCKART in seiner Monographie, 1860, (die offenbar rasch, unmittelbar nach Fertigstellung der Untersuchungen im März 1860 in Druck ging) mit der Autorität des Fach-Helminthologen einige Unrichtigkeiten behauptet, zum Teil in ganz unverblümter, zum Teil aber auch versteckter Art wieder zurückgenommen. Es scheint, daß LEUCKART sehr rasch publizierte und die Notwendigkeit, das im Druck befindliche Ergebnis bald berichtigen zu müssen, nicht scheute. Die Schnelligkeit der Publikationsfolge mit allen Vor- und Nachteilen geht aus der Mitteilung am Anfang des Jahres 1860 hervor (vgl. Seite 23).

Die erste Mitteilung, die ZENKER von seiner Sektionsbeobachtung gemacht hat, erfolgte auf die mahnenden Briefe von RUDOLF VIRCHOW (1860) (vgl. Abb. 8, 9).

Hierbei handelt es sich um die Ausführliche Darstellung des Obduktionsbefundes und um die Ergebnisse der Umgebungsuntersuchung. ZENKER behielt sich eine weitere Besprechung vor. Erst später, nach dem Erscheinen seiner Muskelmonographie hat er 1865/66 in dem ersten Band des von ihm mitbegründeten Deutschen Archivs für Klinische Medizin eine ausführliche Darstellung begonnen, diese aber nicht vollendet. Er nennt sie selbst eine „Abschlagszahlung". Nach dieser Darstellung, ferner der Schilderung von RUDOLF VIRCHOW (im 32. Bande seines Archivs 1865) und den mehrfachen Äußerungen von LEUCKART, sowie vor allem nach dem Briefmaterial, das in unserem Institut vorliegt, ergibt sich folgendes:

ZENKER kannte im Jahre 1860 die Muskeltrichine, die gelegentlich bei Verstorbenen zufällig gefunden wurde. Er selbst hatte schon früher (1855) Fütterungsversuche mit KÜCHENMEISTER unternommen. Er hatte bis dato unter 136 Sektionen 4mal Trichinen (und im gleichen Zeitraum je 1mal einen Echinococcus und einen Cysticercus und immerhin 22mal Pentastomum denticulatum) gefunden. Dagegen kannte er *nicht* den Stand der Untersuchungen VIRCHOWS über die Entwicklung der Trichine im Hundedarm. Dieser hatte bereits 3½ Tage nach der Fütterung Trichinen mit Eiern und Samenzellen im Darm gefunden. Damit ist für ZENKER VIRCHOW der Entdecker der Darmtrichine.

ZENKER war damals auch noch nicht über die helminthologischen Studien LEUCKARTS auf dem laufenden. Er wußte zu diesem Zeitpunkt nicht, daß LEUCKART wie andere die Lehrmeinung vertrat, die Trichine sei eine Entwicklungsform des Trichocephalus dispar (vor der Publikation seiner großen Monographie, 1860). Dieser Meinung hat VIRCHOW schon 1859 widersprochen.

„Beide Angaben waren mir bis zum Jahre 1860, als meine Untersuchungen begannen, infolge zufälliger Umstände unbekannt geblieben, was indessen für das weitere gleichgültig ist" (ZENKER, 1866, p. 102/3).

Unbekannt war damals das weitere Schicksal der Darmtrichine. Die einen glaubten, sie wandele sich um in Trichocephalus. Hier ist vor allem KÜCHENMEISTER (1855) und LEUCKART zu nennen. Auch die weitere Entwicklung des Wurms war nach der damaligen Vorstellung an ein neues Wirtsindividuum gebunden. VIRCHOW wollte in seinen Fütterungsversuchen die Wanderung der Darmtrichine in die Muskulatur aufspüren und fand auch den Weg durch die Gekrösedrüsen und die Serosa. Immerhin war die Trichinenforschung eine theoretische, mehr naturwissenschaftliche, keineswegs eine medizinisch-ärztliche. „So stand die Sache, als am 12. Januar 1860 auf der Waltherschen Abteilung im Dresdener Stadtkrankenhaus die vielbesprochene Kranke aufgenommen wurde".

Die Diagnose „Trichinenkrankheit" war für ZENKER bei der Untersuchung der Muskulatur auf den ersten Blick klar. ZENKER tat zweierlei: Er schickte (am 28. oder 29. 1. 1860) an LEUCKART, LUSCHKA und VIRCHOW Muskeln von der Verstorbenen. Zugleich machte der pathologische Anatom Umgebungsuntersuchungen auf dem Gute, auf dem die Verstorbene gearbeitet hatte und konnte noch im März 1860 im Schinken des Schweines, das Wochen vorher geschlachtet worden war, Trichinen nachweisen.

ZENKER klärte also nicht nur die pathogenetisch-medizinische Bedeutung der Trichina spiralis auf, sondern fand auch in seinem Falle die Infektionsquelle und zeigte den Weg der Krankheit von dem trichinigen Schwein über den Genuß von rohem Fleisch bis zu dem Funde der Todesursache „frische Einwanderung von Trichina spiralis in die Muskulatur" (Abb. 3). Der Metzger, der das Schwein geschlachtet und weiter bearbeitet hatte, war ebenfalls erkrankt, mittlerweile aber wieder erholt. Damit war das Schwein als entscheidendes Wurmreservoir erkannt, alle übrigen Tiere, bei denen Trichinen gefunden worden waren (HERBST, 1851; PAGENSTECHER, 1864; VIRCHOW, 1865, 1866), spielten eine zu vernachlässigende Rolle als Infektionsquellen.

Fütterungsversuche mit Hunden verliefen in bezug auf den Nachweis von Muskeltrichinen stets negativ, weil, wie sich erst später herausstellte, der Hund keine Muskeltrichinose entwickelt. LEUCKART hatte Erfolg mit dem Nachweis von Darmtrichinen bei Hunden und Mäusen (1857) und auch bei dem Schwein

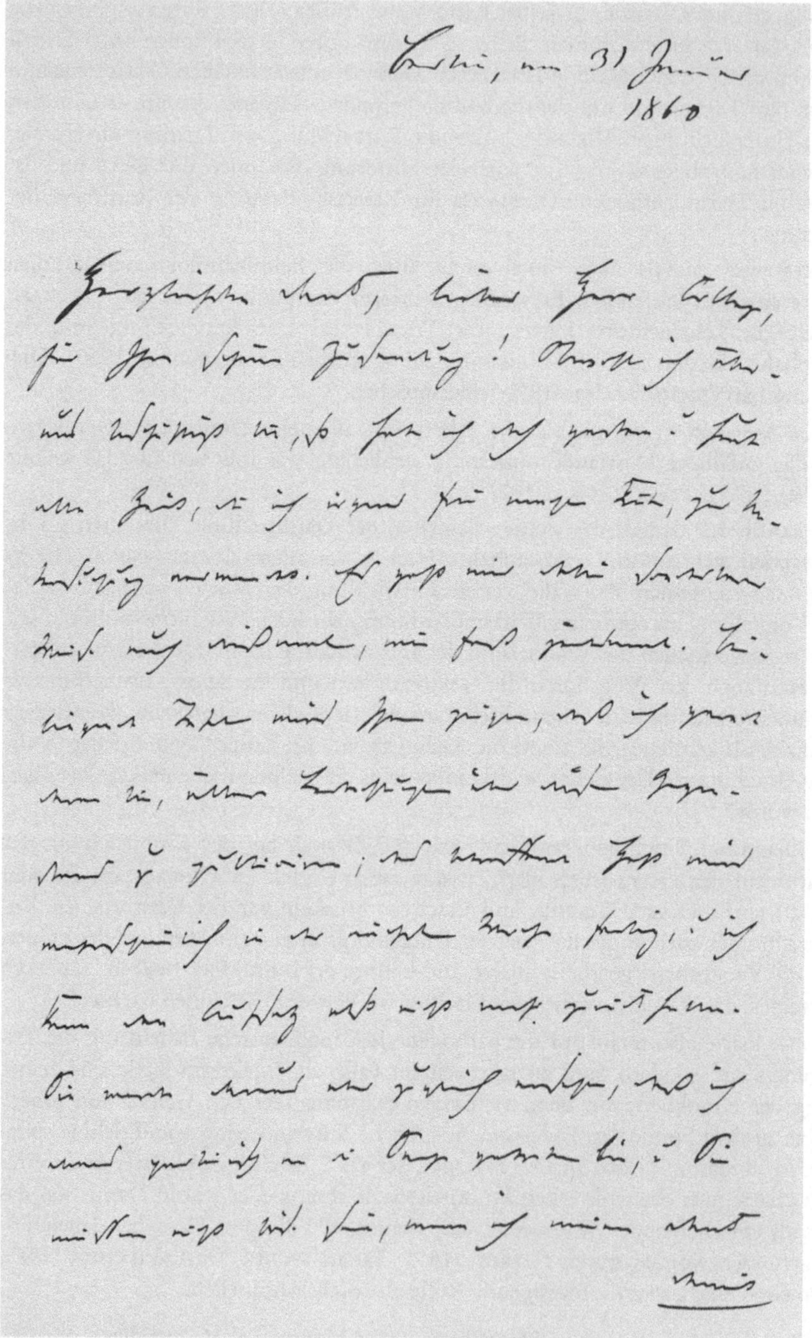

Berlin, am 31 Januar 1860

Herzlichsten Dank, lieber Herr College, für Ihre schöne Zusendung!

Abb. 8 a

Abb. 8 a – d. Brief von VIRCHOW an ZENKER vom 31. Januar 1860

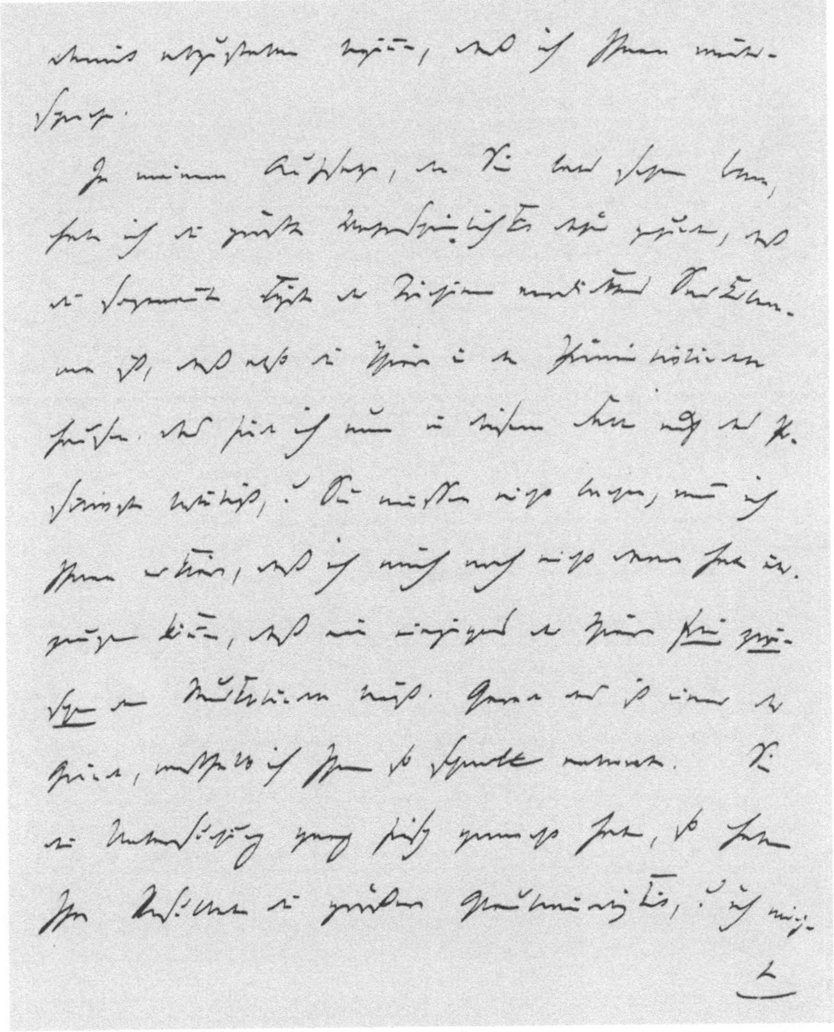

Abb. 8 b

(1858). Daß HERBST (1851) als einziger auch bei dem Hunde Erfolg hatte, mag an der nicht exakten Deutung der Embryonen und der nicht eindeutigen Klassifizierung liegen (vgl. LEUCKART, 1860).

Auf die Sendungen von ZENKER antwortete VIRCHOW als erster, unmittelbar nach Erhalt der Sendung und schickte zugleich eine Tafel zu der gerade im Druck befindlichen Trichinenarbeit an den Dresdener Pathologen (Abb. 8).

„Berlin, den 31. Januar 1860

Herzlichen Dank, lieber Herr College, für Ihre schöne Zusendung! Obwohl ich überaus beschäftigt bin, so habe ich doch gestern und heute alle Zeit, die ich irgend

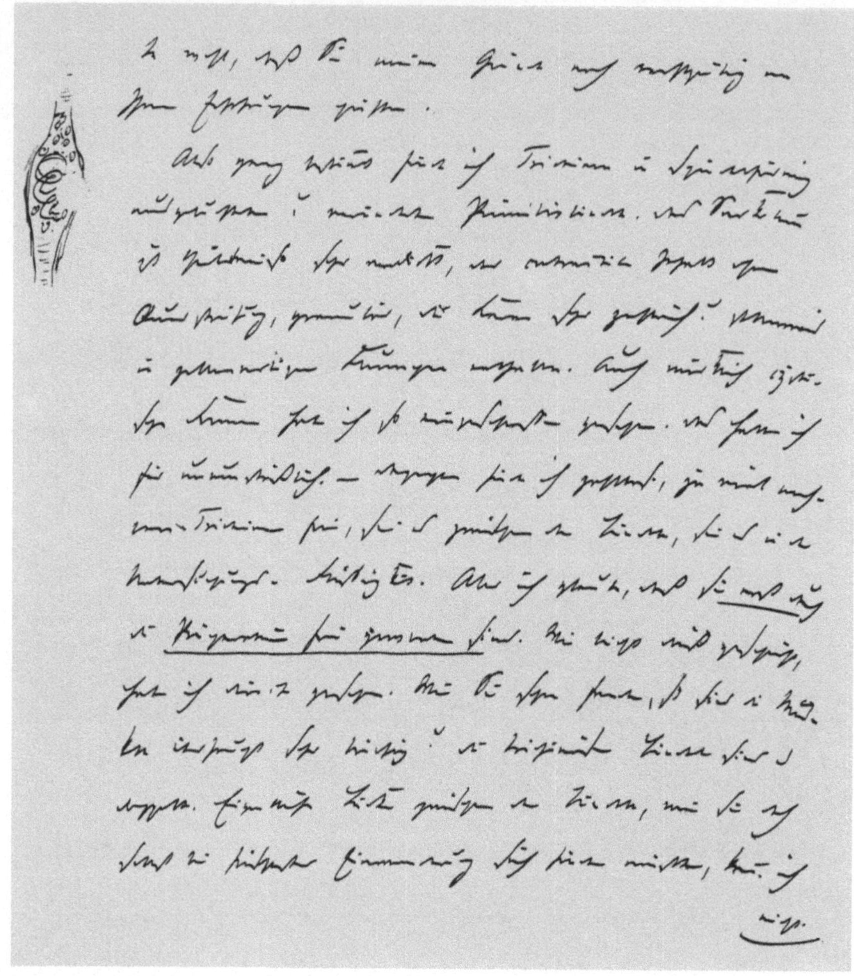

Abb. 8 c

frei machen konnte, zur Untersuchung verwandt. Es geht mir dabei sonderbarer Weise auch diesmal, wie fast jedesmal. Beiliegende Zeilen werden Ihnen zeigen, daß ich gerade dabei bin, ältere Beobachtungen über diesen Gegenstand zu publizieren, das betreffende Heft wird wahrscheinlich in der nächsten Woche fertig, und ich kann den Aufsatz also nicht mehr zurückhalten. Sie werden hieraus aber zugleich ersehen, daß ich etwas parteiisch an die Sache getreten bin, und Sie müssen nicht böse sein, wenn ich meinen Dank damit abzustatten beginne, dass ich Ihnen weiter schreibe.

In meinem Aufsatz, den Sie bald sehen sollen, habe ich die grösste Wahrscheinlichkeit dafür gefunden, dass die sogenannte Cyste der Trichinen verdicktes Sarkolemm ist, dass also die Thiere in den Primitivbündeln hausen. Das finde ich nun in diesem Fall auf das bestimmteste bestätigt, und Sie müssen nicht lachen, wenn ich Ihnen erkläre, dass ich mich auch noch nicht davon habe überzeugen können, dass ein einziges

Abb. 8 d

der Thiere frei zwischen den Muskelbündeln liegt. Gerade das ist einer der Gründe, weshalb ich Ihnen so schnell antworte. Da Sie die Untersuchung ganz frisch gemacht haben, so haben Ihre Resultate die grössere Glaubwürdigkeit, und ich möchte wohl, dass Sie meine Gründe noch rechtzeitig an Ihren Erfahrungen prüften. Also ganz bestimmt finde ich Trichinen spiralförmig zusammengerollt in verdickten Primitivbündeln. Das Sarkolemm ist theilweise sehr verdickt, der contractile Inhalt ohne Querstreifung, granuliert, die Kerne sehr zahlreich und stellenweise in gallertigen Klumpen enthalten. Auch wirklich cystische Kerne habe ich so eingeschlossen gesehen. Das halte ich für unumstößlich. – Dagegen finde ich zahllose, ja viele Trichinen frei, sei es zwischen den Bündeln, sei es in der Untersuchungsflüssigkeit. Aber ich glaube, dass sie erst durch die Präparation frei geworden sind. Wie leicht dies geschieht, habe ich selbst gesehen. Wie Sie schon fanden, sind die Muskeln überhaupt sehr rissig, und die trichinösen Stücke sind es doppelt. Nun über meinen ersten Versuch. Da ich wenig Auswahl an Thieren habe, wählte ich zunächst eine Katze. Diese wurde gestern mit vier Fleischstücken in einen Käfig gesetzt, heute früh aber, wahrscheinlich erstickt, todt gefunden. Trotzdem ist der Versuch nicht ganz unbrauchbar. Denn es fanden sich in dem Schleim des Magens und des Duodenums lebende Trichinen, was nun so bemerkenswerter ist, als das einzige verschluckte Fleischstück sich noch im Fundus ventriculi und nur wenig verändert vorfand. Ich habe heute noch ein Caninchen gefüttert, und hoffe morgen einen Hund zu bekommen. Dass ich das vorige Mal keine deutlichen Trichocephali erlangt habe, werden Sie aus dem Bericht der Deutschen Klinik gesehen haben.

Und nun nochmals vielen Dank! Es wird mir viel Freude machen, wenn Sie unsere Verbindung recht oft erfrischen. Von mir seien Sie überzeugt, dass ich grossen Werth darauf lege, wenn ich auch zuweilen etwas schweigsam erscheinen sollte.

Viele Grüsse an Walter und Richter

R. VIRCHOW".

Den Brief, den ZENKER an LEUCKART dem Muskelpräparat beigegeben hat, hat dieser später (1866) publiziert:

„Verehrtester Herr College!

Seit etwa ½ Jahr nach überstandenen schweren Leiden dem Leben und der Wissenschaft wiedergegeben und im Besitze voller Gesundheit, erlaube ich mir zur Wiederanknüpfung unseres Verkehres Ihnen anbei ein kostbares Object zuzusenden, einen Muskel einer jungen Magd, von *freien, nicht eingekapselten* Trichinen auf das Dichteste durchsetzt, offenbar ein Fall frischer Einwanderung, an welchem die Kranke gestorben ist; denn es findet sich keine andere Erklärung für die Krankheit. Hoffentlich erhalten Sie die Thiere lebend, da sie ja sonst sich als sehr zäh erwiesen haben. Dann wäre es schön, wenn Sie einen Hund damit füttern könnten; wir haben hier 3 gefüttert: Auch an VIRCHOW und LUSCHKA habe ich gesendet. Es fragt sich ja auch, ob die noch nicht eingekapselten Trichinen sich nicht vielleicht noch einmal einbohren. In den nicht muskulösen Gebilden scheinen sich übrigens auch in diesem frischen Falle gar keine zu finden. In Eile, um die Sendung nicht aufzuhalten, mit wahrer Hochachtung und freundschaftlicher Ergebenheit.

Ihr

Dresden, den 30. Jan. 1860. Prof. ZENKER."

LEUCKART schrieb am 2. 2. 1860, also wenige Tage nach Erhalt des Muskelfleisches einen Brief, den ZENKER (1866) wörtlich publiziert hat und dessen Original wir hier aus dem Besitz des Pathologischen Institutes wiedergeben (Abb. 9).

Verehrter Herr College! „Giessen, den 2. Februar 1860

Ich beeile mich, Ihnen für Ihr schönes Geschenk meinen herzlichsten Dank zu sagen und werde alsbald mit dem übersandten Material ein Paar Versuche einleiten. Freilich ist das für mich aber nicht mehr nötig. Ich bin mir über die Trichina spiralis im Reinen. Die Trichine wird nicht zum Trichocephalus, sondern gelangt im Dünndarm ohne wesentliche Veränderung zur Geschlechtsreife, wie das Virchow ganz richtig beobachtet hat. Die ausgewachsene Trichine misst etwa 3 mm und gebiert lebendige Junge. Sie bildet ein eigenes Genus, das nach den sehr seltenen Männchen der Fam. der Strongyloiden zugehört, den früheren Helminthologen aber unbekannt geblieben ist. Ich habe eine ziemlich vollständige Anatomie des geschlechtsreifen Thieres gemacht und gestern bereits eine kurze darauf bezügliche Notiz an Prof. HENLE zur Veröffentlichung im Archiv zugesandt. Ob die noch nicht eingekapselten Trichinen im Hundedarm sich entwickeln werden, das steht dafür. Von Trematoden wissen wir, dass sie sich nur dann weiterbilden, wenn sie vorher eingekapselt waren. Doch wir werden sehen."

Dieser Brief ist in zweierlei Hinsicht von Bedeutung.

Die früher von dem Autor selbst geäußerte Ansicht der Umwandlung von Trichinen in Trichocephalus wurde zugunsten der Ansicht von VIRCHOW aufgegeben.

Zum zweiten zeigt der Brief das ausschließlich helminthologische Interesse des Zoologen (der freilich ein Medizin-Studium hinter sich hatte und zum Dr. med. promoviert war, GROSSE, 1898).

Die Mitteilung LEUCKARTS, die er mit den Worten „ich bin über die Trichine in Reinen" ankündigt, erschien in der Zeitschrift für rationelle Medizin Anfang März 1860 mit dem Datum des 1. 2. 1860. In dieser Mitteilung bereinigt er zunächst den Irrtum der Mitteilung an die Akademie von Paris (Tausende in Dutzende, siehe unten). Er gibt seinen Zweifel an VIRCHOWS Untersuchungen auf. Er berichtet von den „viviparen Nematoden" und gibt zugleich an, daß es unzweifelhaft sei, daß der Mensch sich vom Hunde anstecke. Die Muskulatur der Versuchstiere wird nicht erwähnt. Offenbar ist aber doch noch nicht alles im klaren: Einen Monat später mit dem Datum vom 5. März 1860 (über dieses Datum wird noch zu reden sein), berichtet er über die Beobachtung von der Muskulatur des Schweins, das er mit einem trichinenhaltigen Hundedarm gefüttert hat. Er schreibt, daß die Trichinen in den Capillaren lägen, jedoch seien sie nicht „durch die Blutwelle" angeschwemmt. Schon 14 Tage später, mit dem Datum vom 18. 3. 1860, wird eine weitere Ergänzung nötig, worin er (nach dem Briefwechsel mit VIRCHOW) angibt, die Trichinen befänden sich nicht in Gefäßen, sondern

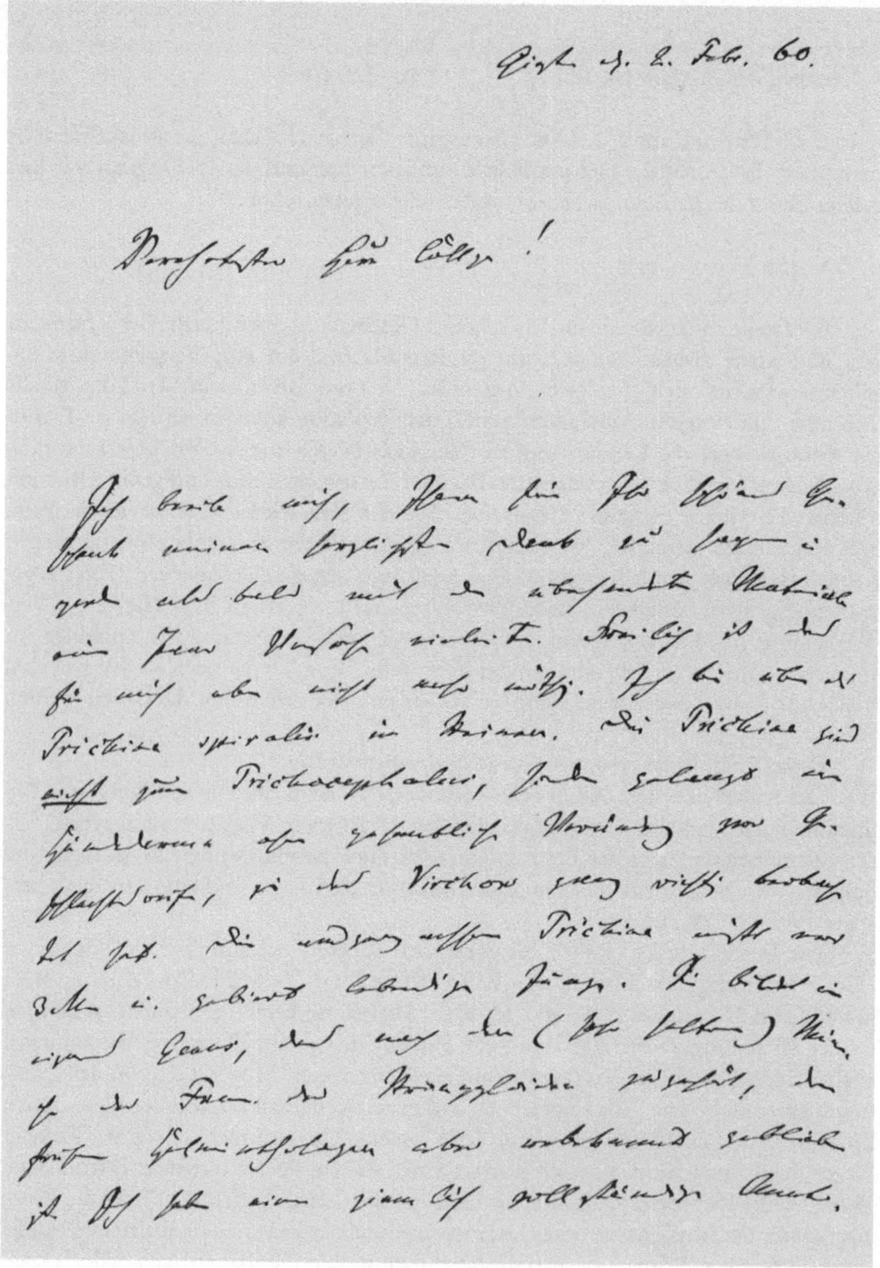

Abb. 9 a – c. Brief von LEUCKART an ZENKER vom 2. 2. 1860

Abb. 9 a

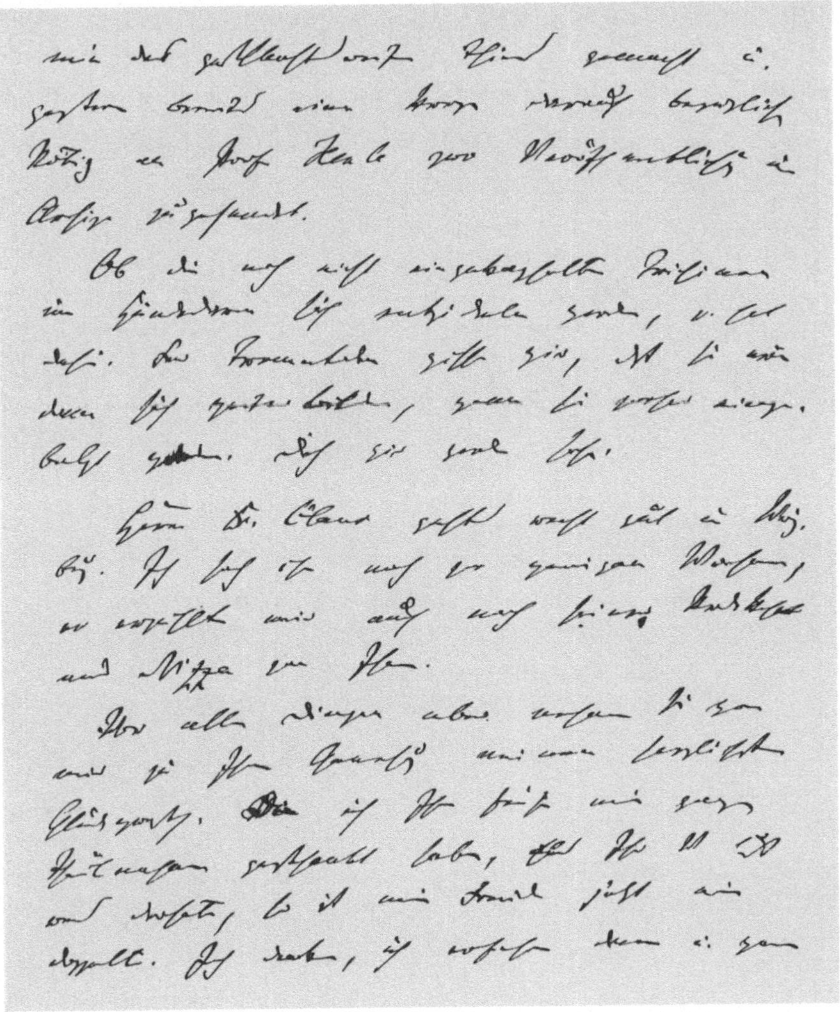

Abb. 9 b

in den Sarkolemmschläuchen. Wesentlich ist, daß LEUCKART hier feststellt, daß alle Stadien in einem Wirt durchgemacht werden.

Ohne LEUCKART irgendwelche Prioritätshascherei (die anzunehmen sich manchmal aufdrängt) nachsagen zu wollen, muß doch die rasche, fast hektische Publikation von Befunden, die bei dem nächsten Blick durchs Mikroskop wieder überholt sind, verwundern.

Mittlerweile hatte ZENKER durch seine Umgebungs-Untersuchungen auf die Infektionsquelle des *Schweines* und des rohen Schweinefleisches hingewiesen. Gleichzeitig ist VIRCHOW durch seine eigenen Fütterungsversuche zu dem gleichen Ergebnis gekommen. Diese Frage „ist im Prinzip von mir (ZENKER) und VIRCHOW gleichzeitig

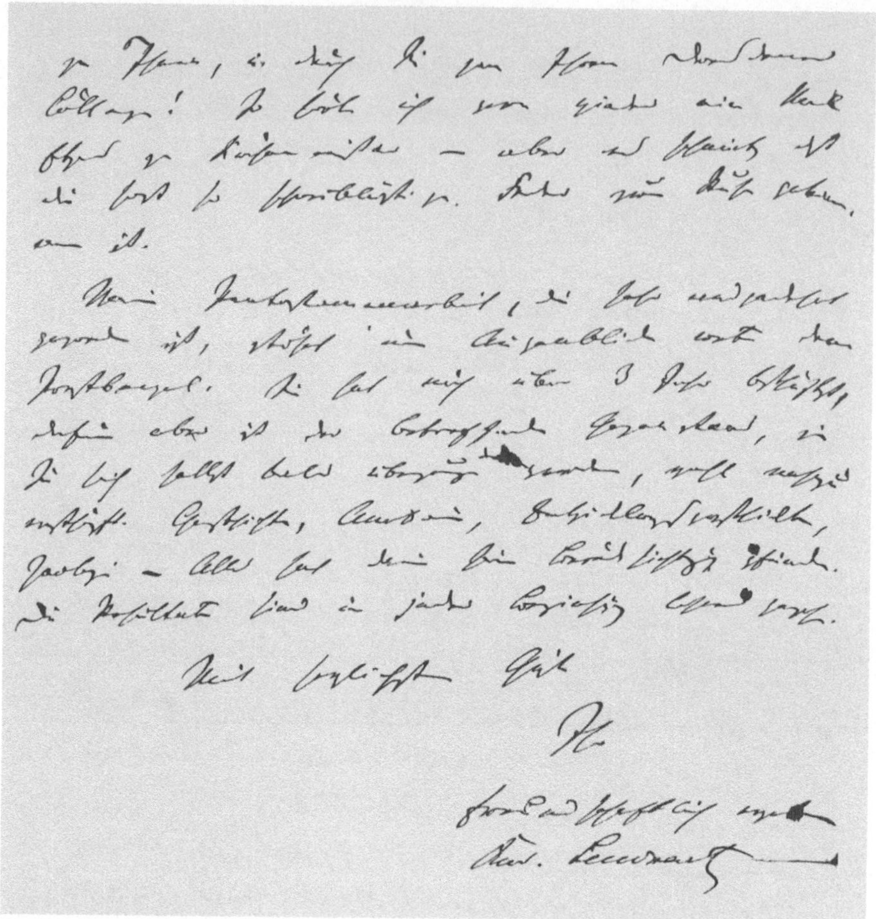

Abb. 9 c

und ganz unabhängig voneinander in den letzten Tagen des Februar und den ersten des März (1860) gelöst worden" (ZENKER, 1866, p. 107).

Aber ZENKERS Sektionsbeobachtung war auch für die helminthologische Forschung von Bedeutung und brachte eine Neuigkeit: Bisher war man der Meinung gewesen, Darmtrichinen und Muskeltrichinen in ihrer Fortentwicklung kämen nur auf verschiedenen Wirten vor. Der bei den meisten Wurmarten stattfindende Wirtswechsel beherrschte das Denken. Sicher war dieser Gedanke auch der Grund für die Annahme, daß der Hund als Wirtsreservoir fungieren müsse. Denn im Hundedarm wurden massenhaft Darmtrichinen gefunden, nicht aber in dessen Muskulatur. Durch die Auffindung von Darmtrichinen im Verdauungsschlauch und frisch eingeschwemmten Trichinen in der Muskulatur war der Infektionsweg klargestellt, die Krankheitseinheit sowohl als auch die Einheit des Wirtes war erfaßt. Dies hat auch LEUCKART in seinem Zusatz vom 18. 3. 1860 herausgestellt.

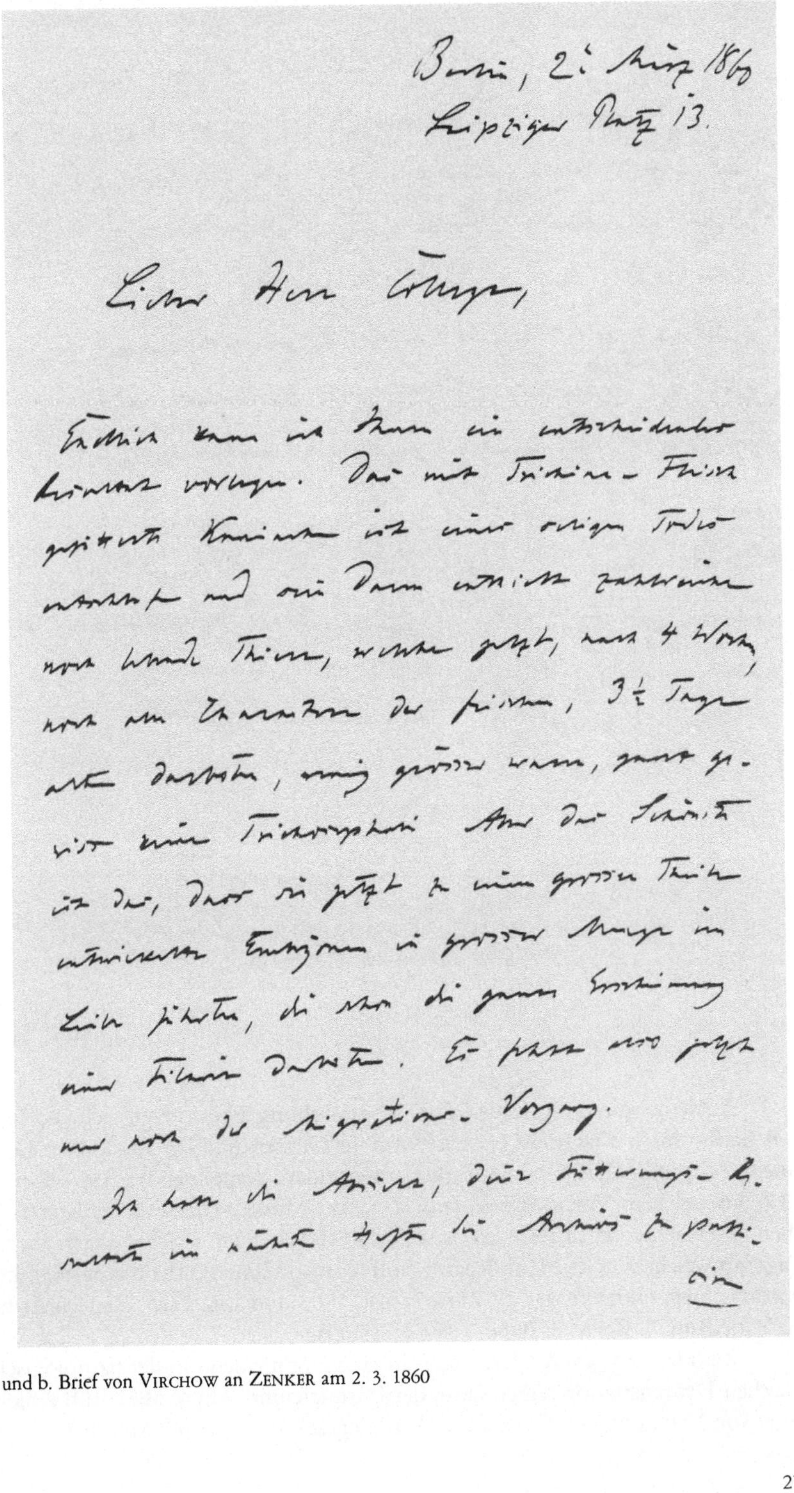

a

Abb. 10 a und b. Brief von VIRCHOW an ZENKER am 2. 3. 1860

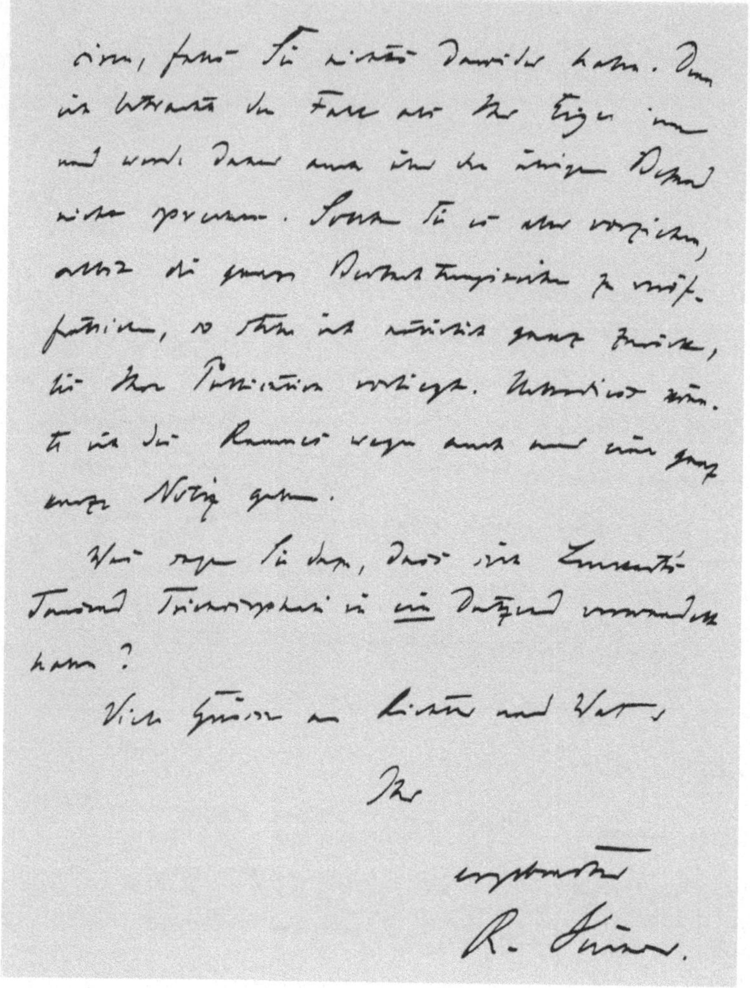

Abb. 10 b

Auch bei dieser Stufe der Trichinenforschung überstürzen sich die Ergebnisse von Berlin durch VIRCHOW, bei LEUCKART in Giessen und bei ZENKER in Dresden in einem Zeitpunkt. Die Gleichzeitigkeit ist geradezu frappierend: „Am selben 3. März 1860, an welchem VIRCHOW sein (mit ZENKERS Muskelpräparaten gefüttertes) Kaninchen untersuchte, schlachtete LEUCKART sein Schweinchen, welches gleich auch an dem Tage, an welchem es den Hundedarm (mit Darmtrichinen) erhalten hatte, gegen Ende Januar schwer erkrankt war (PAGENSTECHER, 1866 und LEUCKART, Zeitschrift für rationelle Medizin, 3. Reihe, 8. Band, 1860, 5. März!).

ZENKER zeigt am 3. März 1860, an einem Sonnabend in der pathologisch-anatomischen Demonstration seinen Fund der Darmtrichine. Am 4. März früh erhielt er den Brief von VIRCHOW, den dieser am 2. 3. 1860 geschrieben hatte (Abb. 10).

„Berlin, den 2. März 1860
Leipziger Platz 13

Lieber Herr College!

Endlich kann ich Ihnen ein entscheidendes Resultat vorlegen. Das mit Trichinenfleisch gefütterte Caninchen ist eines seligen Todes entschlafen, und sein Darm enthielt zahlreiche noch lebende Thiere, welche jetzt, nach vier Wochen, noch alle Charaktere der frischen, 3½ Tage alten, darboten, wenig größer waren, ganz gewiss keine Trichocephali. Aber das Schönste ist das, dass sie jetzt zu einem grossen Theil Embryonen in grosser Menge im Leibe führten, die schon die ganze Erscheinung einer Filarie darboten. Es fehlt also jetzt nur noch der Migrations-Vorgang.

Ich habe die Absicht, diese Fütterungs-Resultate im nächsten Heft des Archiv's zu publizieren, falls Sie nichts dawider haben. Denn ich betrachte den Fall als Ihr Eigentum und ich werde daher auch über den übrigen Befund nicht sprechen. Sollten Sie es aber vorziehen, selbst die ganze Beobachtungsreihe zu veröffentlichen, so trete ich natürlich ganz zurück, bis Ihre Publikation vorliegt. Überdies könnte ich des Raumes wegen auch nur eine kurze Notiz geben.

Was sagen Sie dazu, dass sich Leuckart's tausend Trichocephali in ein Dutzend verwandelt haben?

Viele Grüsse an Richter und Walter
Ihr ergebenster

R. Virchow.

Die Dramatik dieser Tage einerseits und das Temperament von Rudolf Virchow andererseits wird in dem folgenden Brief deutlich, der am Tage darauf, geschrieben am 3. 3. 1860 in Dresden eintraf (Abb. 11).

„Berlin, den 3. März 1860

Schon wieder bin ich da! Heute früh habe ich die Untersuchung des Caninchens fortgesetzt und zu meiner Überraschung alle Muskeln voll von entwickelten Trichinen gefunden. Die Sache ist mit aller Evidenz zu verfolgen, da ich die jungen Thiere auf der Wanderung erwischt habe. Es scheint mir jetzt alles klar zu sein, und ich bedauere nur, dass Sie in Ihrem Fall nicht den Darminhalt untersucht haben. Das wird jetzt die nächste Aufgabe sein müssen, die Trichinen im Darm des Menschen zu finden. Auch mein Caninchen ist offenbar an Trichinen zugrunde gegangen.

In Eile! Ihr R. Virchow."

Zum gleichen Zeitpunkt berichtete Virchow seine Fütterungsergebnisse auch an Leuckart. Dieser hat drei Briefe von Virchow später (1866) publiziert. Sie handeln von den Fütterungsversuchen, die Virchow mit dem Muskelpräparat von Zenker durchgeführt hatte. Obwohl sie in der Sache gleichartig sind wie die Berichte, die an Zenker gingen, bringen wir sie doch zur Vollständigkeit noch einmal hier im Wortlaut:

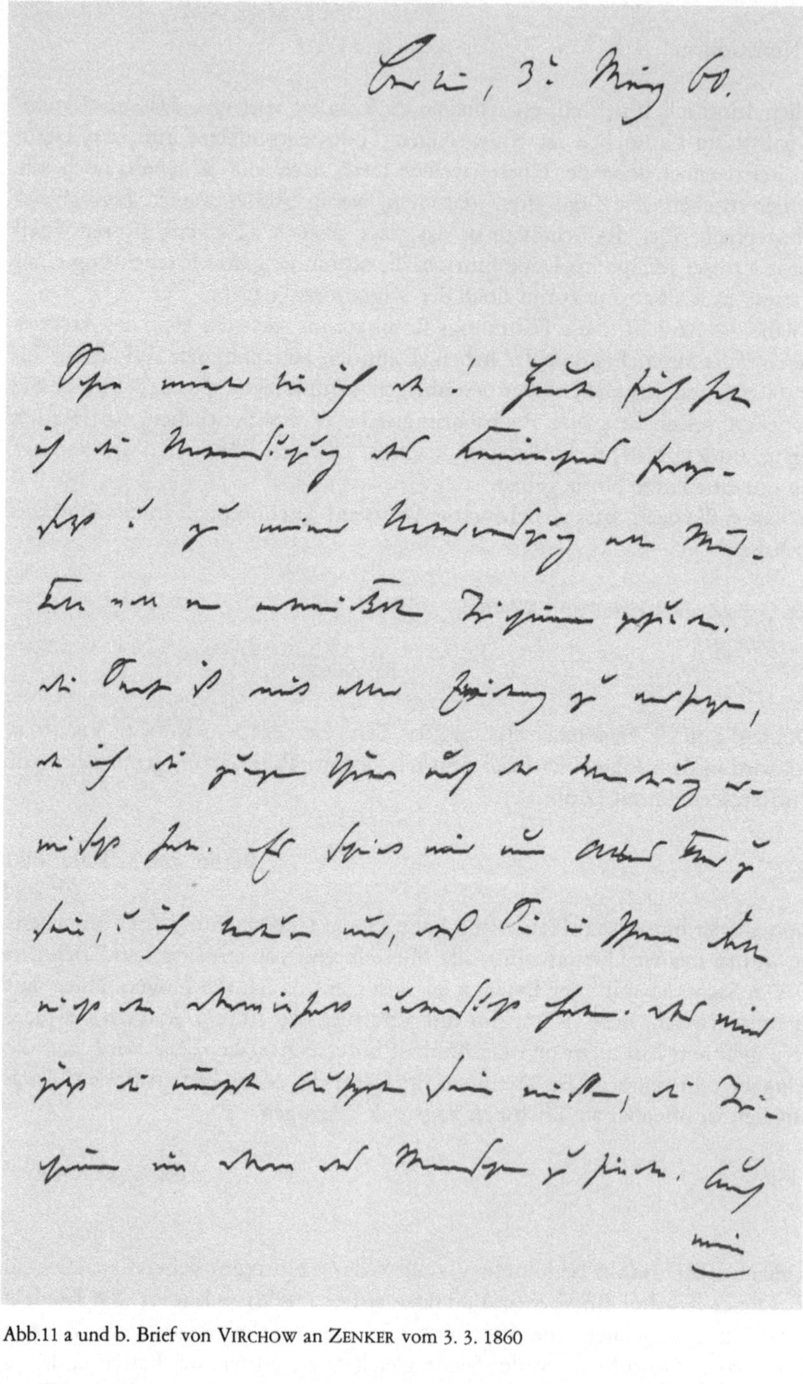

Abb.11 a und b. Brief von VIRCHOW an ZENKER vom 3. 3. 1860

Abb. 11 a

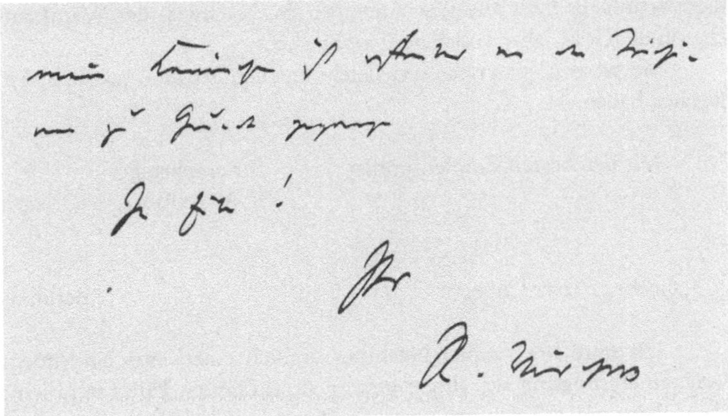

Abb. 11 b

„Hochgeehrter Herr College! 6. Febr. 1860

Ihre letzte Nachricht hat mich natürlich sehr gefreut, indessen wäre es mir noch sehr viel lieber gewesen, wenn ich sie ein Paar Wochen früher gehabt hätte. Gerade infolge Ihrer Mittheilung an die Akademie hatte ich mich in der letzten Zeit daran gemacht, meine früheren Beobachtungen zusammenzustellen, und eben sind dieselben in meinem Archiv gedruckt; das Heft wird wahrscheinlich Ende dieser oder Anfangs nächster Woche ausgegeben. Nun habe ich mich äusserst künstlich gewunden, um die Möglichkeit einer endlichen Übereinstimmung zwischen Ihrer und meiner Fütterung offen zu halten, was nun hinterher sehr komisch aussieht. Und eben das, worauf ich den meisten Werth legte, die tausend Trichocephalen, die Sie gefunden haben sollten, ist nun ein Missverständnis geworden. Trotzdem bin ich ganz froh über die Lösung, denn es wollte mir nicht recht in den Kopf, dass dasselbe Thier beim Menschen frei im Darm und in den Muskeln vorkommen sollte.

ZENKER hat mir auch ein Stück Fleisch geschickt, mit dem ich gefüttert habe. Eine Katze, die zuerst davon bekam, ging leider schon früh (vielleicht 12 Stunden nach der Fütterung) durch Zufall zu Grunde, doch fanden sich schon Trichinen im Duodenum. Nachher habe ich noch ein Caninchen und einen Hund gefüttert, die beide noch leben. Ich will einige Wochen warten. – Freundlichen Gruss!

R. VIRCHOW

„Geehrter Herr College! Berlin, den 2. März 1860.

Mein mit Trichinen gefüttertes Caninchen ist gestorben und ich denke, das Resultat wird Ihr Interesse verdienen. Die Thiere waren noch lebend und in grosser Menge vorhanden, hatten aber keine wesentliche Veränderung und nur eine geringe Grössenentwicklung erfahren. Dagegen fand sich etwas äusserst Wichtiges: die ganze Scheide, deren Mündung weit nach vorn liegt, war mit langen filarienartigen Entozoen dicht erfüllt. Es fehlt also jetzt nur noch der Nachweis der Wanderung dieser Entozoen, um die Geschichte vollständig zu machen.

Sie werden inzwischen vielleicht meinen Artikel aus dem Archiv-Hefte schon gesehen haben.

Mit den besten Empfehlungen Ihr ergebenster
R. VIRCHOW".

„Geehrter Herr College! „Berlin, den 3. März 1860.

Ich muß noch einen Nachtrag, freilich einen entscheidenden, liefern. Bei der weiteren Verfolgung des Ihnen gestern geschilderten Falles fand ich alle Muskeln des Caninchens voller Trichinen, zum Theil ganz entwickelt, und es gelang mir, sie auf der Wanderung zu erwischen. Die Sache ist nun klar: die Trichine erzeugt direct lebende Junge, die fort und fort einwandern in das Muskelfleisch ihres Trägers. Ein weiterer Ortswechsel ist unnöthig. HERBST scheint also doch Recht zu behalten mit seinen Folgerungen. – In Eile!

Ihr ergebenster
R. VIRCHOW".

Bei diesem Stande der Dinge waren VIRCHOW und ZENKER im Reinen.

Zu dem Sachverhalt schrieb LEUCKART, dessen Monographie gerade im Erscheinen begriffen war, zwei Briefe an RUDOLF VIRCHOW. VIRCHOW publizierte diese selbst 1865, wir bringen sie aber noch einmal zur vollständigen Erfassung der gesamten Situation hier zum Abdruck. Dieses Briefwechsels gedenkt LEUCKART (1866) in seiner Monographie, indem er bekennt „es spricht wenig für meine diplomatischen Talente, daß ich diese Ansicht, sobald sie sich mir einmal aufgedrängt hatte, alsbald auch brieflich mitteilte, aber andererseits ist es auch eben nicht rücksichtsvoll, solche confidentielle Mitteilungen hinterher der Öffentlichkeit zu übergeben".

VIRCHOW schreibt in seinem Bericht:

„Am 4. März (1860) sendete Herr LEUCKART durch Herrn Dr. ADRIAN von Giessen, der nach Berlin reiste, ein Präparat an mich ab, welches von dem mehr erwähnten Schweine stammte und schrieb dazu:

Die Untersuchung zeigte, dass die spindelförmige Erweiterung, in der die Trichinen lagen, einem dünnen Kanale angehörte, der ganz einem dünnen Blutgefässe gleicht und den ich auch nur dafür halten kann, obwohl ich den Zusammenhang mit einem grösseren Gefässe nicht beobachtete, und auch nicht mit Sicherheit Blut in dem Kanal nachwies. Sie mögen selbst entscheiden, ob ich Recht habe, und lege ich Ihnen zu diesem Zwecke ein mikroskopisches Präparat bei. Jedenfalls ist das Gebilde, in dem der Wurm liegt, kein Muskelbündel".

Schon am nächsten Tag kommt erneut ein Brief:

„Noch vor der Absendung des schon gestern geschriebenen Briefes erhalte ich Ihre zweite Zuschrift, die mich zu einigen Bemerkungen veranlaßt.

Zunächst muss ich bemerken, dass ich mich heute mit aller Sicherheit von der Gefäßnatur der Trichinen enthaltenden Kanäle überzeugt habe. Ich fand einzelne dieser Röhren von einer Weite und Structur, dass der Arterienzweig darin ganz unverkennbar war. Einzelne enthielten in einiger Entfernung von der Erweiterung auch deutliche Blutkörperchen. Für die allgemeineren Anschauungen von der Verbreitung und dem primären Vorkommen der wandernden Entocoen ist der Fund von hohem Werthe. Sie werden daran um so grösseren Antheil nehmen, als die Lehre von der Embolie, die Sie ja geschaffen haben, dadurch in unerwarteter Weise eine interessante Bereicherung erhält. Die körnige Masse im Umkreis der festliegenden Trichinen erkenne ich jetzt als Exsudatmasse, wie sie auch sonst in den primären Entocoencysten überall vorkommt. Ob diese Masse sich nicht gelegentlich (bei Blasenwürmern in Leber und Lunge) nach dem Absterben der Entocoen in Tuberkelmasse umwandelt, würde weiter zu untersuchen sein.

Doch nun zu Ihrem Funde.

Die Möglichkeit der Abstammung des Muskeltrichinen von den geschlechtsreifen Darmschmarotzern leugne ich nicht, um so weniger, als die Embryonen im letzten Abschnitte der Scheide bereits frei sind. Aber trotzdem scheint mir die Wirklichkeit eines derartigen Ursprungs nicht bewiesen. Sie haben schon früher mit Trichinen experimentiert, vielleicht war das Kaninchen mit Ihrem Hunde in demselben Stalle – der Fund würde so in anderer Weise seine Erklärung finden. Da Sie noch lebende und trächtige Trichinen im Darm sahen, so müsste Ihr Kaninchen in den Muskeln alle Entwicklungsstufen der Trichinen von dem ersten Auftreten an zeigen, wenn die Embryonen in dem Wirthe ihrer Mutter wanderten; war dem so? Und überdies – waren die Trichinen der Muskeln schon eingekapselt, wie später?

Die Trichinen in den Muskeln meines Schweines, das am 2ten v. M. gefüttert wurde, hatten noch keine feste Kapsel, wie Sie sich selbst überzeugen werden; sollten die Ihrigen eventuell schon nach 3 Wochen solche bekommen haben? Jedenfalls wird mein Fall für die Beurtheilung Ihres Fundes einiges Material liefern. HERBSTS Untersuchungen können einstweilen kaum beigezogen werden, da möglichenfalls bei ihnen ein Zwischenträger (ohne Mund) ohne Wissen des Experimentators ins Spiel kam.

Mit hochachtungsvollstem Gruss
(Eiligst) Ihr RUD. LEUCKART".

Es geht also vorwiegend um den Befund, ob die Trichine *in* der Muskulatur, oder *in* dem Interstitium vielleicht in Capillaren anzutreffen sei.

Am gleichen Tag, den 4. März 1860 schickte LEUCKART auch einen Brief an ZENKER, der diesen 1866 publizierte.

„Sehr geehrter Herr College!

Sie sind so freundlich gewesen, mir vor einiger Zeit mit Zusendung frisch eingewanderter Trichinen eine freundliche Überraschung zu machen. Vielleicht gelingt es mir, Ihnen durch einen ähnlichen Fall gleichfalls eine Freude zu bereiten. Das Fleisch, welches Sie anbei erhalten, stammt von einem Schweinchen, welches ich am 2. Februar mit geschlechtsreifen Trichinen und deren Brut gefüttert habe. Unmittelbar nach der

Fütterung erkrankte dasselbe bedeutend, es verlor den Appetit, knirschte mit den Zähnen, liess den Schwanz hängen, und zeigte Symptome, die auf eine Affektion des Darmapparates hindeuteten. Nach acht Tagen gesellten sich hinzu Lähmungserscheinungen zunächst in den hinteren Extremitäten, die bald darauf auch auf die vorderen übergingen, incontinentia urinae etc. Ich glaubte bereits, dass des Thier darauf gehen würde, indessen erholte es sich unter dem Einfluss einer besseren Pflege in den letzten Tagen zusehends. Es gelangte sogar zu theilweisem Gebrauch seiner Extremitäten. Trotzdem hielt ich es für zweckmäßig, das Thier zu schlachten und fand dann bei der gestern vorgenommenen Section, wie Sie sich überzeugen werden, zahllose Exemplare von Trichinen in den Muskeln und im Bauchfelle deutliche Spuren einer abgelaufenen und geheilten Peritonitis. Die Trichinen sind etwas kleiner als in Ihrem Falle, den ich hiernach für älter (vielleicht bis 6 Wochen alt) halten möchte. Frei kann ich diese Trichinen ebenso wenig nennen, als die Ihrigen, obwohl die Art der Einkapselung von der späteren merklich verschieden ist. Ich habe darüber meine eigenen Theorien, die jedoch vorerst einer weiteren Bestätigung bedürfen. Die mir von Ihnen übersendeten Trichinen wurden an einen Hund verfüttert, der bei der Section – 7 Tage später – wenn auch spärlich, doch ganz wie die früheren Versuchsthiere geschlechtsreife Trichinen beherbergte. Sie werden bei Ihren Experimenten wohl die gleichen Resultate gehabt haben. Das Nähere über meine Versuche werden Sie aus der beiliegenden kleinen Mittheilung ersehen, davon ein zweites Exemplar ich Sie an den kgl. M. R. Kuechenmeister abzugeben bitte.

Mit freundlichen Grüssen Ihr ergebener

Giessen, den 4. März 1860. R. LEUCKART.

Die gedruckten Mittheilungen über Trichinen folgen gleichzeitig unter Kreuzband."

Das Original dieses Briefes, das ebenfalls im Institut vorliegt, wird etwas beeinträchtigt durch die Tatsache, die auch ZENKER hervorhebt, daß nämlich der Brief „von einer mir fremden Hand geschrieben und von LEUCKART nur unterzeichnet war".

Zur Vollständigkeit dieses Briefwechsels muß der Brief LEUCKARTS an VIRCHOW angeführt werden (zitiert aus der Publikation VIRCHOWS 1865), in dem dieser am 16. März – 11 Tage nach seinem letzten Brief, der von Trichinen in Gefäßen oder Muskelschläuchen handelte – geschrieben ist.

„Ihre Zweifel an der Richtigkeit meiner Deutung der die Trichinen enthaltenden Röhren sind allerdings begründet. Sie sind wirklich veränderte Sarkolemmaschläuche! Allerdings habe ich die Bildung derselben noch nicht vollständig verfolgt, aber ich fand bei einem 8 Tage vorher gefüttertem Kaninchen freie Emryonen in Leibeshöhlen, besonders im Peritonealüberzug der Bauchmuskeln, freie Embryonen, noch unverändert, im Inneren der Muskelbündel, deren contractile Substanz dabei in längeren Strecken, mitunter millimeterlang, in bröckelige Klumpen verwandelt war. Das Sarkolemma war noch nicht verdickt, offenbar war der Embryo ganz vor Kurzem eingewandert.

Da Sie, wie ich erst später bei sorgfältiger Durchlesung Ihres Briefes gefunden, schreiben, dass Sie die Trichinen auf ihrer Wanderung beobachtet hätten, wird Ihnen das freilich nichts Neues sein.

Natürlich fallen damit alle meine Bedenken über die von Ihnen bereits gegen mich ausgesprochene Thatsache der Selbstansteckung. Es mag eine solche sogar in der Regel stattfinden. Dass aber andererseits auch eine Trichinisierung des Muskels durch Importation reifer Weibchen stattfindet, dürfte nach meinen Versuchen gleichfalls feststehen."

Es ist gar kein Zweifel, daß LEUCKART die helminthologische Forschung der Trichinen hervorragend gefördert und in den Mittelpunkt des Interesses der Naturwissenschaftler gerückt hat. Vor allem hat er entdeckt, daß die Darmtrichinen lebendige Junge gebären. Bei einigen Befunden hat er geirrt, einige Irrtümer auch erkannt und die Ergebnisse berichtigt. Er hat offensichtlich die medizinischen Bedeutung der Trichine nach dem Sektionsbefund von ZENKER nicht voll erfaßt. VIRCHOW und ZENKER dagegen erkannten sofort und vor allem die medizinische Bedeutung und haben unabhängig voneinander, aber doch in enger Fühlungnahme das Krankheitsbild der Trichinose aufgeklärt, sie haben beide die Infektionswege kennengelernt und herausgearbeitet, daß ein Wirtswechsel, wie bei anderen Würmern, bei der Trichine nicht vorkommt und daß das Schwein das Wurmreservoir und nicht der Hund für die menschliche Erkrankung darstelle.

Die Tatsache, daß der Entwicklungsgang der Trichine von der Darmtrichine zur Muskeltrichine in einem Individuum ohne Wechsel des Wirts stattfindet, ist auch nach heutiger Kenntnis nur von wenigen parasitären Wurmarten des Menschen bekannt, die sich dadurch auszeichnen, daß deswegen keine Klimaabhängigkeit besteht (PIEKARSKI, 1961).

„Einige Schwierigkeiten das Jedem von uns (LEUCKART, VIRCHOW ZENKER) Eigenthümliche auseinanderzuhalten, lag freilich schon in der Natur der Sache, in der Gleichzeitigkeit und dem vielfach Ineinandergreifen unserer Untersuchungen, da durch einen seltsamen Zufall LEUCKART und ich (ZENKER) in derselben Woche auf ganz verschiedene Weise in den Besitz des betreffenden Untersuchungsgutes gelangten" (ZENKER, 1866, p. 98).

Bevor ZENKER an die Öffentlichkeit mit der Klarstellung der historischen Verhältnisse trat – im ersten Heft des Deutschen Archivs für Klinische Medizin 1866 – wurden Briefe zwischen Giessen und Dresden gewechselt. LEUCKART fragte in einem Brief nach Ergebnissen der Plauener Epidemie. ZENKER antwortete und gab LEUCKART vorwiegend ärztliche Auskunft. Er besaß einen zu lauteren Charakter, als daß es ihm möglich gewesen wäre, seinen Groll zu verbergen. Der Briefwechsel ist deswegen besonders aufschlußreich. Für ZENKER war auch seine Antwort so wichtig, daß er auf die Rückseite des Leuckart-Briefes ein Konzept anfertigte, das ihm später als Unterlage dienen sollte. Er hat dies auch mit nach Erlangen genommen, es ist im Institut vorhanden und noch nicht publiziert.

LEUCKART an ZENKER am 3. 6. 1862 (Abb. 12):

Geehrtester Herr College! „Giessen, den 3. Juni 1862

Entschuldigen Sie, dass ich Sie mit einer Bitte belästige. Ich weiss, dass Sie den Fällen der Trichinenkrankheit, die in Corbach und im Plauen'schen, vielleicht auch noch anderswo zu Beobachtung kamen, mit grosser Aufmerksamkeit gefolgt sind. Lei-

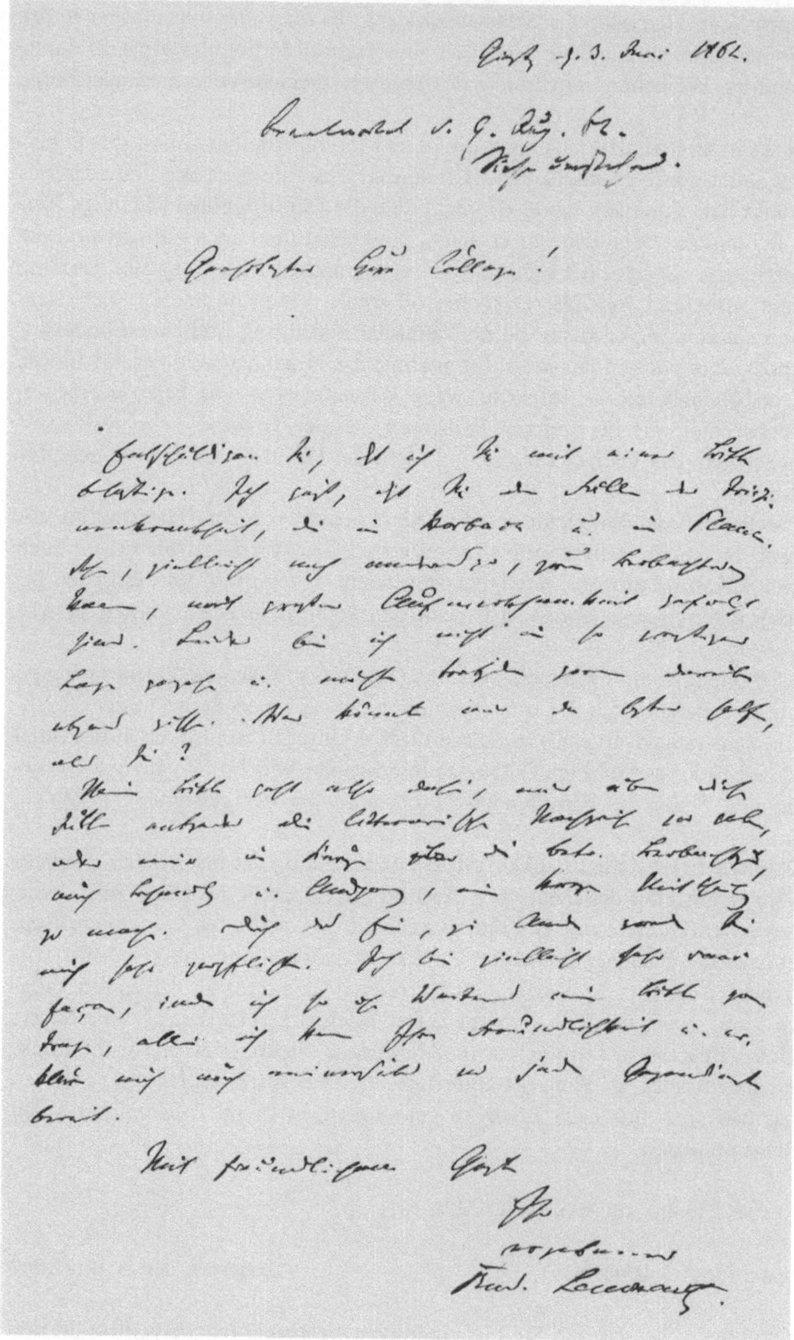

Abb. 12. Brief von LEUCKART an ZENKER vom 3. 6. 1862

der bin ich nicht in so günstiger Lage gewesen, und möchte trotzdem gern etwas davon wissen. Wer könnte mir das besser sagen als Sie? Meine Bitte geht also dahin, mir über diese Fälle entweder die literarische Nachricht zu geben, oder mir in Kürze die betr. Beobachtung, auch Behandlung und Ausgang, eine kurze Mittheilung zu machen. Durch das Eine wie das Andere werden Sie mich sehr verpflichten. Ich bin vielleicht sehr sans facon indem ich so ohne weiteres meine Bitte vortrage, allein ich kenne Ihre Freundlichkeit und erkläre mich meinerseits zu jedem Gegendienst bereit.

Mit freundlichem Gruss!
Ihr ergebener
RUD. LEUCKART".

ZENKERS Antwort (im Konzept: Abb. 13):

Geehrtester Herr College! „Dresden, den 9. August 1862

Indessen ich erst heute Ihre Anfrage beantworte, so bitte ich dies damit zu entschuldigen, dass in den letzten Wochen meine Zeit durch überaus gehäufte Arbeiten, durch unaufschiebbare Untersuchungen, durch Reisen, die meine demnächst erfolgende Übersiedelung nach Erlangen nothwendig machten, vollkommen absorbirt wurde. – Ich bin im vorigen Jahre den Fällen der Trichinen-Krankheit in Corbach und in Plauen nicht nur aufmerksam gefolgt, sondern habe durch Untersuchungen der betr. Objekte, durch Weiteruntersuchung der Kranken selbst, durch Ausführung der Sektionen an Schweinen, durch Unterweisung der betr. Ärzte und denselben gegebene Rathschläge den wesentlichsten Antheil an der wissenschaftlichen Erbeutung jener Fälle genommen. Es liegt mir dadurch ein so umfangreiches Material vor, dass es mir nun möglich ist, die gesamte Pathologie der Krankheit auf Erfahrungsthatsachen gestützt zu entwerfen. Ich betrachte es natürlich als meine nächste Aufgabe, dieses zur Ausführung zu bringen. Ich hoffe, dieses so schnell thun zu können, dass Sie es noch für die betr. Abschnitte Ihres Buches benutzen können. Das, was bis jetzt gedruckt darüber vorliegt, sind nur ganz kurze Mittheilungen, meist nur für Laien bestimmt. Die populäre Schrift von REYKER wird Ihnen wahrscheinlich zu Gesicht gekommen sein. Derselbe ist in der Sache ganz incompetent, hat keinen Kranken gesehen und hat sich in ganz unberufener Weise zum Belehrer aufgeworfen. Das, was er über die Krankheit sagt, ist geradezu falsch. – Brieflich kann ich Ihnen in der Kürze nur einige Hauptpunkte angeben. Das von mir in den anderen Aufsätzen entworfene Krankheitsbild hat sich in allen Fällen auf das Vollständigste bewährt. Wie sich dann eben auch auf die völlige Übereinstimmung der Fälle mit meiner Darstellung der Diagnose die betr. Ärzte gestützt haben. Die neuen Erfahrungen bringen daher nur eine weitere Bestätigung der dort angeführten Symptome. Davon ist das Wichtigste, dass das von mir auch schon angegebene Hautoedem konstant im Gesicht beginnt und in leichteren Fällen auf dasselbe beschränkt bleibt, eine Erscheinung, die ich schon seit 1860 durch die – nach Abschluß meiner damaligen Arbeit – erhaltene genaue Erzählung jenes Fleischers über seine Krankheit kenne, und die sich seither in allen Fällen bestätigt hat. Diese gehört zu den wichtigsten diagnostischen Merkmalen der Trichinen-Krankheit.

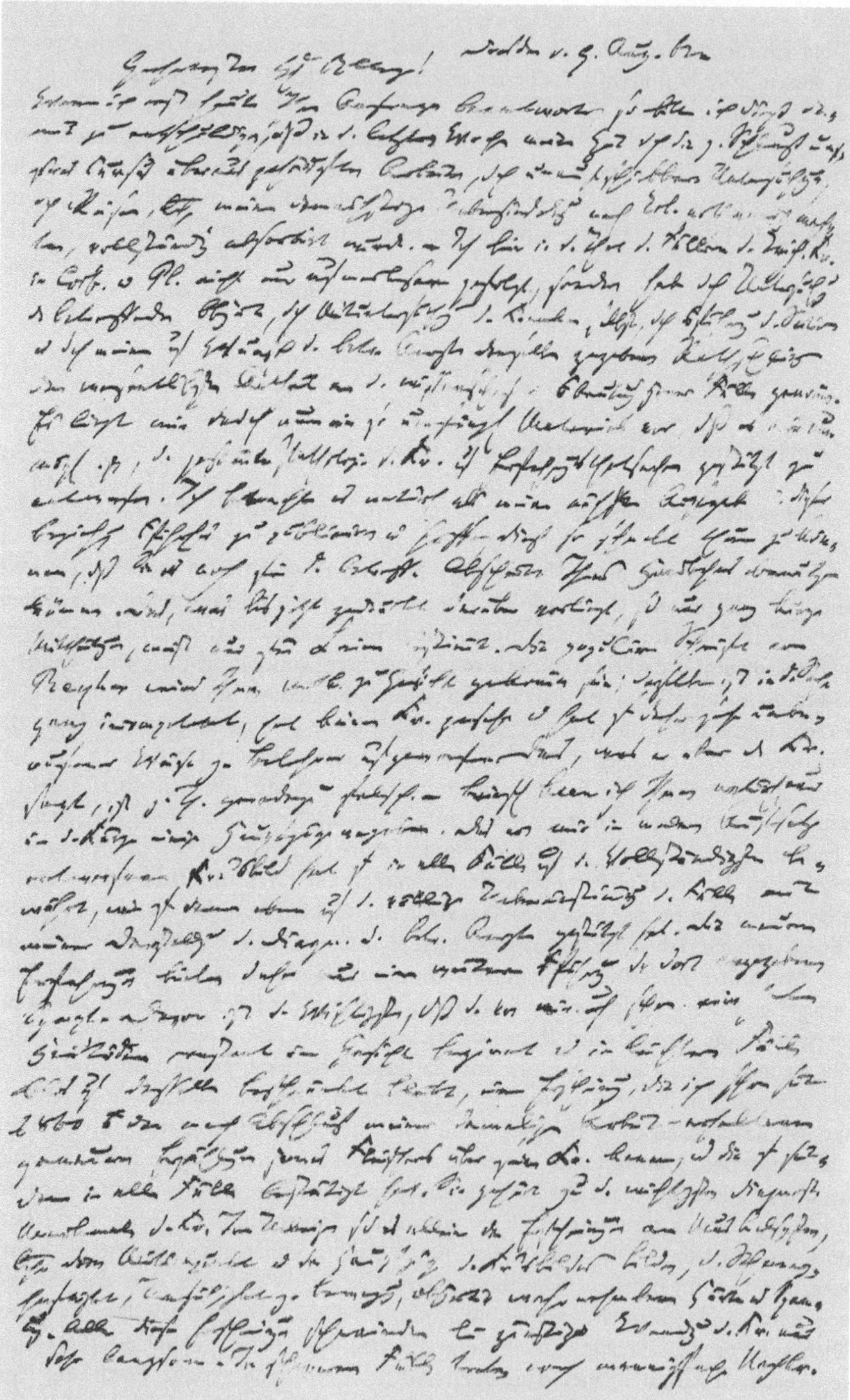
Dresden d. 9. Aug. 62

Abb. 13 a – c. ZENKERS Konzept des Briefes an LEUCKART vom 9. 8. 1862 Abb. 13 a

Abb. 13 b

Abb. 13 c

Im übrigen sind es nicht allein die Erscheinungen des Muskelsystems, welche den Mittelpunkt und den Hauptzug des Krankheitsbildes bilden, der Schmerzhaftigkeit, Unfähigkeit zum Bewegen, objektiv mehr Härte als Spannung. Alle diese Erscheinungen schwinden bis zur günstigen Wende der Krankheit nur langsam. In schweren Fällen treten noch mannigfache Nachkrankheiten ein, die indessen nichts für die Krankheit Spezifisches haben. – Die Zahl der Erkrankten hat in Corbach 3 und in Plauen ca. 30 betragen. – Die von mir den Ärzten angerathene Behandlung besteht in der Einnahme starker Abführmittel mit Anthelmintica. Dieselbe hat sich für Fälle, wo sie consequent durchgeführt wurde, auf das Beste bewährt. In Plauen sind leider die wichtigsten Fälle theils ganz, theils partiell homöopathisch behandelt worden. Die übrige Behandlung kann meiner Ansicht nach nur eine symptomatische sein. Die Infektion hat in Corbach nachweislich durch den Genuss rohen trichinösen Fleisches stattgefunden. In Plauen ist das Corpus delicti nicht zu erlangen gewesen. Todesfälle sind in Corbach nicht, in Plauen einer vorgekommen. –

Indessen ich Ihnen auf Ihren Wunsch diese Mittheilung mache, setze ich natürlich voraus, dass Sie davon keinen Gebrauch machen, der meinen Rechten in der Sache irgendwie zu nahe tritt. Ich muss dies sagen, denn ich kann, wenn ich offen sein soll, bei dieser Gelegenheit nicht verschweigen, dass mir die Art, wie Sie meinen Antheil an der Entwicklung der Trichinenlehre in Ihrigen bisherigen Publikationen dargestellt haben, wenig dem Sachverhalt entspricht, wenig gerecht wird, und noch weniger freundschaftlich erscheint. Wer sich bloss durch Ihre Schriften über die Sache unterrichtet (und mehrere, die sich berufen gehalten haben, das grosse Publikum zu belehren, wie Reyker und ein anderer anscheinend gut unterrichteter Arzt in der B. Ill. Zeitung, haben das gethan und es nicht für nöthig gehalten, meinen Aufsatz selbst einzusehen), der muss glauben, ich habe nur einen kleinen Beitrag zu Ihrer Entdeckung geliefert. Dass Sie die Sache selbst so ansehen, ist unmöglich, und ich glaube gern, dass auch Sie nicht die Absicht gehabt haben, es Andere glauben zu machen. Aber den Eindruck hat es nicht nur mir, sondern auch sehr vielen gemacht. Beide Herren Autoren haben überdiess aufgrund ihrer offenbar durch einen Schreibfehler bedingten irrigen Angabe meinen Dresdener Fall nach Leipzig verlegt (auch den Aufnahmetag Ihnen folgend falsch angegeben), und die Darstellung der Ill.-Zeitung geht sogar soweit in dem Aufsatz, indem sie die Entdeckung der Trichinen-Krankheit als eine der grössten pathologischen Errungenschaften der letzten Jahre bezeichnet, meinen Namen ganz zu verschweigen, den Ihrigen aber wiederholt hervorzuheben. Ich zweifle nicht, dass es Ihnen selbst sehr unangenehm gewesen ist, zu Ihren Gunsten der Wahrheit ins Gesicht geschlagen zu sehen, und dass Sie daher gern die Gelegenheit ergreifen werden, in Ihrem Handbuch bei der Besprechung der Trichinen eine etwas richtigere Darlegung der Entwickelung dieser Lehre zu geben und dabei meine Arbeit zu bezeichnen als das, was sie ist, d. h. als die erste Mittheilung über eine vor mir weder gekannte, noch geahnte neue Krankheitsform, die zugleich, wenn auch in kurzen Zügen, doch in allen wesentlichsten Punkten vollständigsten Aufschluss über dieselbe gab, nicht nur als Mittheilung eines Falles von Trichinenkrankheit, den ich dazu Ihrer Meinung nach in den wesentlichsten Punkten falsch gedeutet haben soll, während Sie (Sie können mir das sicher glauben) ganz im Irrthum sind. Mir würde es umso lieber sein, wenn Sie die Sache selbst ins Gleiche brächten, als ich literarischen Hecheleien sehr abgeneigt, mich sehr ungern dazu gedrängt sehen würde, meine Rechte selbst energisch zu wahren.

Dass Sie die Taenia mediocanellata, die Sie in Speyer noch so lebhaft bekämpften, nunmehr nicht nur aufgrund Ihres Experimentes, sondern auch aufgrund des Charakters der ausgebildeten Taenie erkannt haben, gereicht mir, der ich, wie Ihnen bekannt ist, auf Grund des letzteren dieselbe längst erkannt habe, zur grossen Befriedigung. Ich habe wenigstens 5 – 6 vollständige Exemplare und viele ohne Kopf genau untersucht und es in Speyer mit CLAAS als Gegner und mit SCHMIDT und v. BENEDEN, die mit mir gleicher Meinung waren, wiederholt ausführlich besprochen. Ich glaubte es auch mit Ihnen gethan zu haben. Es muss aber doch nicht der Fall sein, da Sie in Ihrem Buche nichts davon erwähnen. – Im Übrigen las ich Ihr Buch mit vielem Vergnügen, und wünsche demselben recht schnellen Fortgang. Es wird der Helminthologie viele neue Freunde erwerben.

Hochachtungsvollst!
Ihr ergebener
F. ZENKER."

LEUCKARTS Antwort (Abb. 14):

Geehrter Herr College! „Giessen, den 26. August 1862

Für die freundliche Mittheilung Ihrer Beobachtungen über Trichinenkrankheit sage ich Ihnen meinen besten und aufrichtigsten Dank. Ich bin dazu umso mehr verpflichtet, als ich zu meinem – ich will es offen gestehen – zu meinem grossen und schmerzlichen Erstaunen erfahren musste, dass ich bei Ihnen in dem Verdacht stehe, als wenn ich Ihren Antheil an der Entwickelung der Trichinenlehre ungebührlich herabzusetzen versucht hätte.

Dass dem nicht so ist, hätte Ihnen mein Parasitenwerk zeigen können, in dem ich beständig auf Sie (dazu noch auf VIRCHOW) verwiesen, und dieser war das eine Mal beteiligt, als es sich um Trichinenexperimente handelte.

Sie können bei diesem Vorwurf also nur meine Monographie über Trichinen im Auge haben, allein diese gerade wie auf Seite 20, Anm. 2 mit kurzen Worten zu lesen ist, ist bereits zu einer Zeit geschrieben, in der ich von Ihrer Publikation, respekt. Ihren Untersuchungen noch nichts wusste. Erst als der Druck begann (lange noch vor Ihren ersten Mittheilungen im Archiv für wissenschaftliche Heilkunde) [3] hatten Sie die Freundlichkeit, mir ihre Beobachtungen einzusenden. Und erst da entstand bei mir der Entschluss, den letzten Excurs dem Büchlein anzuhängen, der mir ja, wie ich ebenfalls in gebührender Anschauung hervorhob, nur durch Ihre schönen Beobachtungen möglich wurde. Sie finden das auf Seite 20, Anm. 2 in meinem Trichinenlehrbuch angegeben. Die speziellere Kenntnisnahme Ihrer Beobachtungen bot mir persönlich nur eine Bestätigung meiner Untersuchungen, die zu jener Zeit bereits abgeschlossen waren und auch, wie Sie wissen, durchaus unabhängig von den Ihren begonnen hatten.

Ihren Verdacht muss ich somit als durchaus unbegründet zurückweisen. Was Sie verletzt hat, ist wahrscheinlich nicht böser Wille, noch neidische Scheelsucht – sondern bloss die nothwendige Folge der Umstände, unter denen meine Arbeiten gleichzeitig und unabhängig von den Ihrigen entstanden.

[3] er meint: Virchows Arch. XVIII/1860.

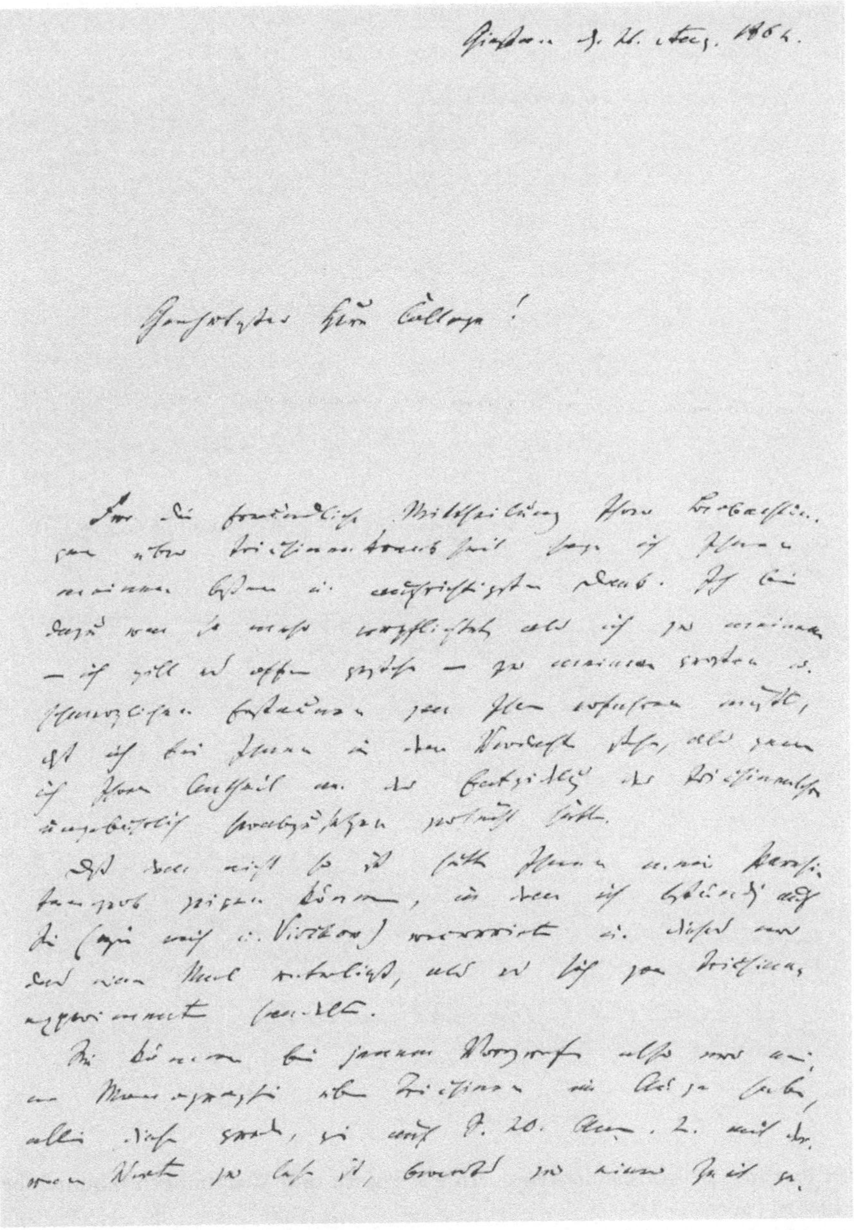

Abb. 14 a – d. Brief von LEUCKART an ZENKER 26. 8. 1862

Abb. 14 a

Ich nehme die Ehre der Entdeckung der Trichinen mithin nicht für mich allein in Anspruch, sondern für uns drei: VIRCHOW, Sie und mich. Sie haben dabei das Glück gehabt, den ersten Fall von Trichinenkrankheit beim Menschen zu beobachten, zu constatiren, während ich mir das Verdienst zurechne, die Lebensgeschichte des betreffen-

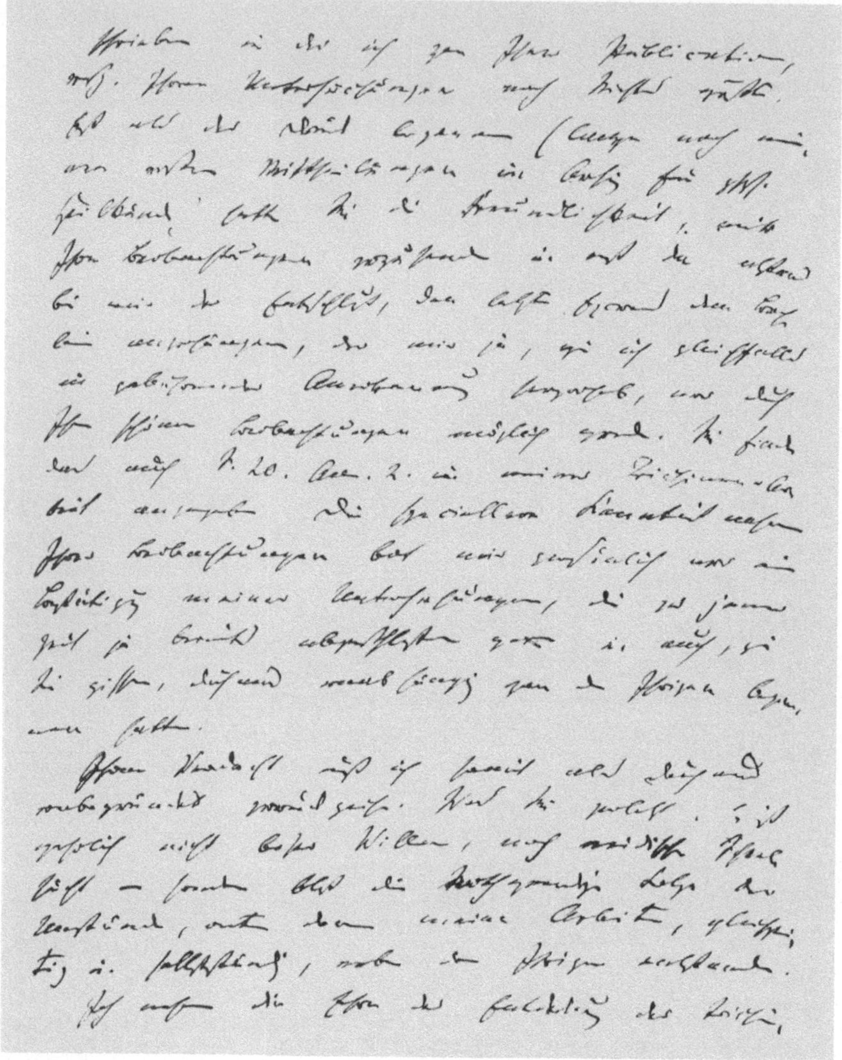

Abb. 14 b

den Parasiten am vollständigsten durch alle Phasen und Wandlungen hindurch beobachtet zu haben.

Übrigens liegt es ja in der Art und Weise dieser Publikationen das Material für eine Zusammenstellung der Geschichte dieser Entdeckungen jedermann vor. Wenn unberufene Federn dasselbe missachten und den einen auf Kosten des anderen vorheben, so ist das für beide Theile unangenehm, aber niemand wird den ersten dafür verantwortlich machen können.

Was die Taenia mediocanellata anbetrifft, so habe ich mit Ihnen kein Wort über sie gewechselt, erst später einmal von SCHMIDT erfahren, dass Sie die Artselbstständ-

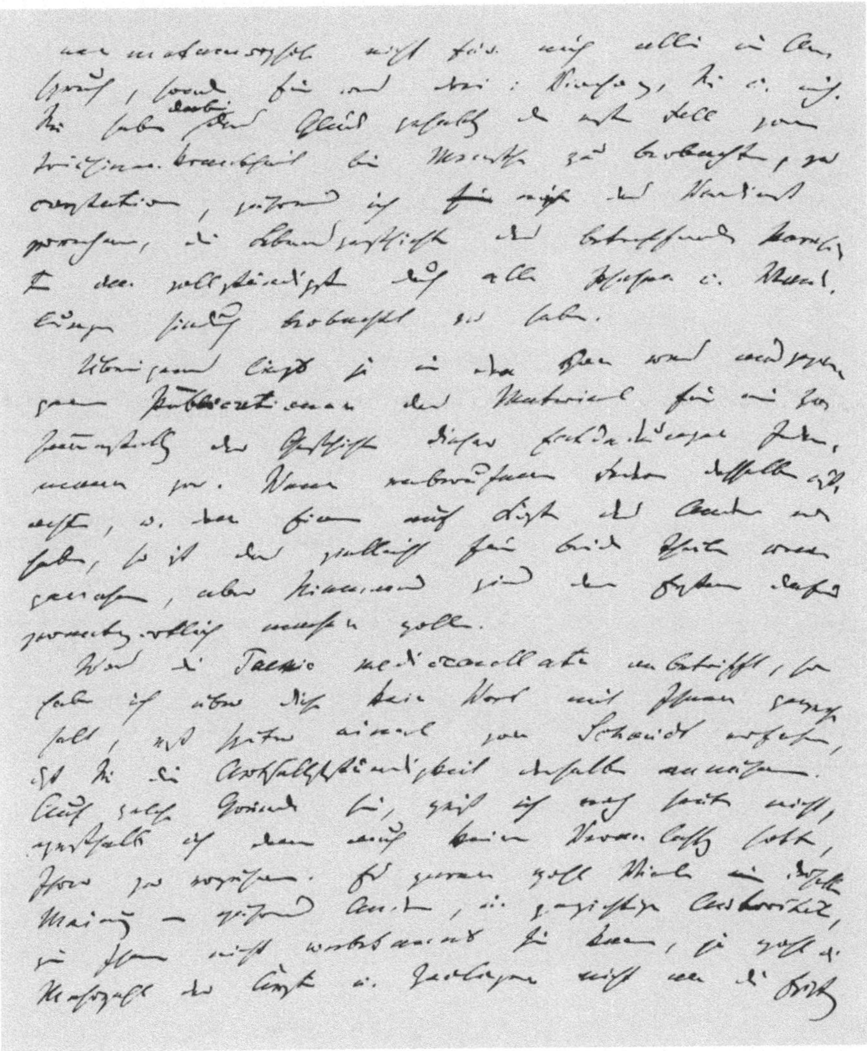

Abb. 14 c

digkeit derselben annähmen. Auf welche Gründe hin, weiss ich noch heute nicht, weshalb ich denn auch keine Veranlassung hatte, Ihrer zu erwähnen. Es waren wohl viele in derselben Meinung – während andere – und gewichtige Autoritäten, wie Ihnen nicht unbekannt sein kann, ja wohl die Mehrzahl der Ärzte und Zoologen nicht an die Entdeckung einer Taenia mediocanellata eigener Art glaubten. Ich für meine Person verarge das niemand (ich gehörte selbst zu dieser Opposition), obwohl es hinterher sehr leicht ist, über die Tragweite gewisser Unterschiede, die ja niemand leugnet, zu urteilen.

Es soll mich freuen, von Ihnen zu hören, dass ich jetzt gerechtfertigt in Ihren Augen dastehe. Hätte ich eine Ahnung von dem sich zwischen uns eindrängenden

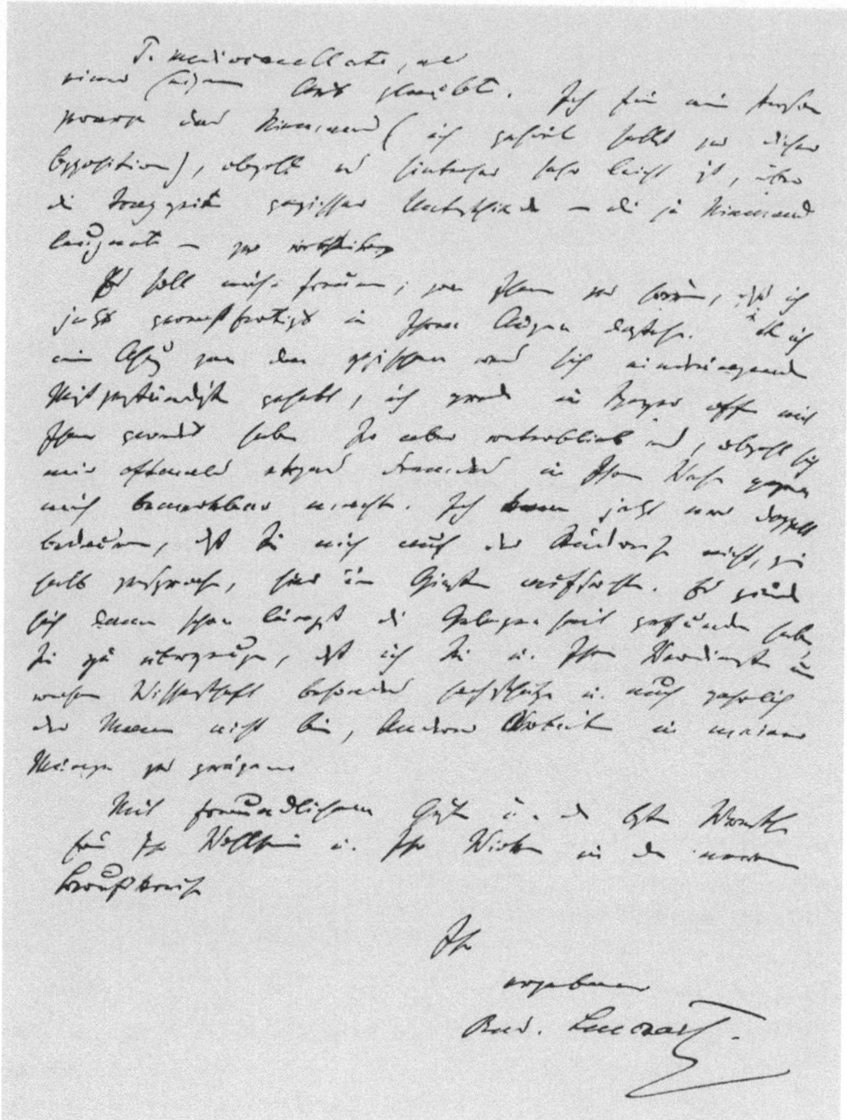

Abb. 14 d

Missverständnis gehabt, ich würde in Speyer offen mit Ihnen geredet haben. So aber unterblieb es, obwohl sich mir oftmals etwas Fremdes in Ihrem Wesen gegen mich bemerkbar machte. Ich kann jetzt nur doppelt bedauern, dass Sie mich auf der Rückreise nicht, wie halb versprochen, hier in Giessen aufsuchten. Es würde sich dann längst die Gelegenheit gefunden haben, Sie zu überzeugen, dass ich Sie und Ihre Verdienste um unsere Wissenschaft besonders hochschätze und auch wahrlich der Mann nicht bin, anderer Arbeiten in meiner Münze zu prägen.

Mit freundlichem Gruß und den besten Wünschen für Ihr Wohlsein und Ihr Wirken in dem neuen Berufskreise

Ihr ergebener
RUD. LEUCKART."

Trotz dieses Briefwechsels erwähnt LEUCKART in der 2. Auflage seines Trichinenbuches (1866) bei der Trichinen-Krankheit ZENKER mit keinem Wort, ebenso nicht bei den Angaben über das Schwein als Reservoir. Das ist deswegen auch interessant, weil trotz des Schweineversuches und der Schweinefunde LEUCKART noch 1871 Anhänger der „Rattentheorie" war. Bei unvoreingenommener Prüfung macht die Lektüre, vor allem der 2. Auflage des Trichinenbuches von LEUCKART den Verfasser nicht besonders sympathisch. Er ist derart darauf bedacht, alles als erster gesehen, geahnt, vermutet, gemacht, gedacht und zumindest angeregt zu haben, daß die Reaktion von ZENKER und VIRCHOW verständlich wird. Manches ist natürlich wirklich gleichzeitig und ganz unabhängig gefunden worden. Es ist ohne weiteres verständlich, daß LEUCKART den Vortrag VIRCHOWS vom 1. 8. 1859 in der Berliner Medizinischen Gesellschaft nicht gekannt haben kann, so daß seine Untersuchungen davon ganz unbeeinflußt waren. Daraus aber ein Erstlingsrecht herleiten zu wollen, geht nicht an.

Ob es sich um die Erstbeschreibung der Einlagerung in die Muskelfaser handelt, um die Frage nach dem Wurmreservoir, um die Frage der Selbstinfektion, immer muß aus der Darstellung LEUCKARTS der Eindruck gewonnen werden, daß er angeregt, gewußt, experimentiert hat, während die anderen nur seinem Worte gefolgt sind.

So will LEUCKART die Darmuntersuchungen auch des Sektionsfalles von ZENKER angeregt haben (LEUCKART, 1866, S. 14). Daß LEUCKART schließlich auch die Entdekkung der Trichinen-Krankheit für sich beansprucht und ZENKER als „Bestätiger" sieht, geht aus der Fußnote (Seite 34) in der Monographie LEUCKARTS 1866 hervor – also deutlich nach dem Briefwechsel von 1862. Sehr kennzeichnend ist die Bemerkung LEUCKARTS, die scheinbar dem Vorwurf entgegenwirken soll, er habe Ergebnisse anderer sich zugerechnet.

„Da die 3 Beobachter, wenn auch immerhin unter sich in Communikation, doch im wesentlichen selbständig untersuchten, ihre Beobachtungen auch so ziemlich gleichzeitig waren und zu übereinstimmenden Resultaten hinführten, so durften sie sich am Ende auch alle 3 desselben Anteils an den neuen Errungenschaften berühmen. Nur in Betreff der Untersuchungsmethode und der Summe des zu Tage geförderten Details, war zwischen ihnen ein Unterschied, und das offenbar zugunsten derer, die den experimentellen Weg betreten hatten. Den Letzteren haben wir deshalb denn auch die größere Menge der Einzelheiten zu verdanken, die unsere heutigen Kenntnisse von der Lebensgeschichte der Trichinen zusammensetzen. Und in dieser Beziehung darf ich wohl mir wiederum den Vorrang von vor VIRCHOW vindiziren – vielleicht nur deshalb, weil mir als Zoologen und Helminthologen vom Fach die naturhistorische Erforschung der Trichine am nächsten lag."

Dabei ist LEUCKART in den Zitierungen der anderen nicht nur sachlich, sondern formal sehr großzügig. Das falsche Zitat der Arbeit von BISCHOFF (Band IV statt VI) führt die Leser der beiden Auflagen seines Trichinenwerkes (1860, 1866) und auch des Parasitenwerkes (1871) noch heute in die Irre.

ZENKER macht in seinem Brief auf die Verwechselung von „Dresden" und „Leipzig" aufmerksam, eine Angabe, die sich in die Sekundärliteratur weiter fortsetzt. Ähnlich ging es mit dem irrtümlich angegebenen Einweisungsdatum des 20. 1. 1860, in dem die Verstorbene, bei der die Trichinose zuerst entdeckt worden ist, in das Dresdener Krankenhaus eingewiesen sein soll. Dieses bei LEUCKART irrtümlich angegebene Datum dient ZENKER als „Leitfossil" in fast allen Mitteilungen als Zeichen, daß die Autoren von LEUCKART die Daten übernommen hatten, ohne die Originalmitteilungen von 1860 eingesehen zu haben.

Durch alle diese sachlichen Dinge, vor allem aber durch den Ton, den LEUCKART in vielen seiner Publikationen anschlägt, sind die Streitigkeiten zu erklären.

Der Prioritätsstreit, so sehr er auf zeitlichen Daten sich aufbaut, ist durch ein fehlendes Verständnis der individuellen Wichtigkeit eines Befundes für die einzelnen Fachrichtungen begründet, ist also eigentlich ein „Streit der Disziplinen". Kein Wunder, daß VIRCHOW und ZENKER einerseits, LEUCKART und PAGENSTECHER andererseits sich einig sind. Diesen Eindruck gewinnt man besonders bei LEUCKARTS späterer Rechtfertigung (1866) *gegen* VIRCHOW und *gegen* ZENKER.

Anerkennung

ZENKER hat im Kreise seiner Fachgenossen die ihm gebührende Anerkennung gefunden.

Der Kreis um seine alte Prosektur in Dresden arbeitete auf dem Gebiet der Trichinenkrankheit weiter (FIEDLER, 1864, 1866). Bekannt ist die Trichinenepidemie in Plauen, über die ZENKER noch von Dresden aus zusammen mit WALDECK (1861) berichtet hat (ZENKER, 1862; KÖNIGSDÖRFFER, 1863). Die größte Epidemie der damaligen Zeit wurde in Hettstädt, Regierungsbezirk Merseburg, und in Hedersleben bei Quedlinburg beobachtet. Über 200 Personen erkrankten, 20 starben (MOSLER, 1865; COHNHEIM, 1866).

In der Preussischen Medizinalzeitung von 1863 findet sich folgende Notiz „Daß die Trichinen-Krankheit bisher am häufigsten in der Provinz Sachsen beobachtet worden ist, kann leicht zu der Vermutung führen, daß gerade die dortigen Schweine oft trichinenbehaftet sind. Läßt sich dagegen geltend machen, daß eine große Menge Schweine gar nicht in der Gegend ihrer Herkunft verzehrt werden, so scheint vielmehr ein anderer, uns kürzlich mitgeteilter Umstand, ein weit größeres Gewicht zur Erklärung der Häufigkeit der Trichinen-Krankheit in der Provinz Sachsen beigelegt werden zu müssen, dem nämlich, daß rohes Bratwurst-Fleisch dort eine Lieblingsspeise ist."

Die Zunahme der Beobachtung einer Krankheit, die vorher in Ätiologie und Bedeutung unklar geblieben war, zeigt sich auch in dem Ansteigen der Mitteilungen in der wissenschaftlichen Literatur. Während in der Preussischen Medizinalzeitung 1862 nur von 2 Beobachtungen die Rede ist, sind 1863 bereits 15 Einzelmitteilungen über 15 Einzelfälle und kleine Epidemien erfolgt. Bei diesen 15 Beobachtungen (in dieser Zeitschrift) wird ZENKER nur ein Mal erwähnt und zwar nur wegen seines Therapie-Vorschlages! Wie weit und wie rasch die Trichinen-Krankheit in das Denken der damaligen Ärzte Eingang gefunden hat, zeigt sich daran, daß u. a. einige zurückliegende unklare Kriminalfälle und Krankheitsfälle nunmehr mit Hilfe der Trichinen-Krankheit erklärt wurden (TÜNGEL, 1863; vgl. ferner den Bericht von LÜCKE, 1864): Bei einem Frühstück waren 7 Personen erkrankt, 5 starben. Ein Teilnehmer hatte nichts genossen und im Gegensatz zu den anderen Rotwein statt Weißwein zu sich genommen. Der Wirt dieses Frühstückes wurde verdächtigt, durch Gift im Wein die Teilnehmer umgebracht zu haben; zwar konnte ihm nichts nachgewiesen werden, aber im Laufe der Ermittlungen wurde er wirtschaftlich ruiniert und wanderte nach Amerika aus. 18 Jahre später mußte sich der einzig Überlebende wegen eines Larynxcarcinoms einer Halsoperation unterziehen. BERNHARD VON LANGENBECK nahm diese Operation vor und fand dabei eingekapselte Trichinen im Platysma. Mittlerweile war die Trichinose bekannt geworden und der Vergiftungsfall von damals wurde erneut aufgerollt. Dabei zeigte es sich, daß der einzige, der nur Weißwein getrunken hatte, auch nichts von dem damals gereichten Schinken genommen hatte.

Von den Autoren, die über die „neue Krankheit" berichteten, seien nur einige genannt: BEHREND (1863), LANDOIS (1863), FICINUS (1863), FRÄNKEL (1863), FÜRSTENBERG (1865), KLUSEMANN (1863), SIMON (1862), FRIEDREICH (1862), TÜNGEL (1863 – 1864), SAMTER (1864), WIEDERHOLD (1865), WOLFF (1865), TIMM (1864), PROBSTMAYR (1864), GROOTH (1864), MAURER (1871).

ZENKERS Schüler ARNOLD HELLER, Pathologe in Kiel, hat 1874 und später 1884, zuerst in seinem Handbuch-Artikel in Ziemssens Handbuch und dann in seinem eigenen Buch „Die Schmarotzer" der Trichine und der Trichinen-Krankheit ein Kapitel mit zahlreichen Abbildungen gewidmet, in der zumindesten in dem Handbuchartikel die Geschichte der Entdeckung näher gewürdigt wird. Man spürt die enge Beziehung zu dem Problem von seinen Erlanger Schülerjahren her.

Die größte Anerkennung wurde FRIEDRICH ALBERT VON ZENKER von der *Akademie der Wissenschaften in Paris* zuteil.

Bei der Entdeckung der Trichine spielte diese Institution eine eigenartige Rolle. Sowohl LEUCKART als auch VIRCHOW haben die Ergebnisse ihrer Untersuchungen, insbesondere ihrer Fütterungsversuche der Pariser Akademie (1859) zugesandt. Bei beiden Einsendungen ist jeweils eine „Panne" passiert. Bei LEUCKART wurde „durch einen Übersetzungsfehler" in Paris mitgeteilt, er habe „Tausende" von Trichocephalus nach Fütterung von Darmtrichinen gesehen (VAN BENEDEN, 1859). Später hat er die Zahl selbst auf ein Dutzend reduziert. LEUCKART tat dies zunächst in einer kurzen Bemerkung 1860 und schildert dieses Versehen 1866 so: Er habe an den Holländer VAN BENEDEN in deutsch geschrieben, er habe „Dutzende" junger Trichocephalusarten gefunden. „VAN BENEDEN las statt „Dutzenden" nun aber „duizend", das ist Tausend". Durch diesen Irrtum, schreibt LEUCKART, erhielt sein Versuch eine viel größere Tragweite als er beanspruchen konnte. Immerhin wurde LEUCKART selbst durch den Versuch zu der Ansicht KÜCHENMEISTERS der Identifikation der Trichine als Entwicklungsstufe des Trichocephalus bekehrt, während er vorher dieser Annahme mehr skeptisch gegenüber gestanden hat.

VIRCHOW hat sich später über die Art mokiert, die LEUCKART gefunden hat, um diesen Irrtum aufzuklären.

Die Nachricht, die VIRCHOW an die Akademie abgesandt hatte, wurde im Eingang registriert. „Dieselbe war wohl etwas unleserlich geschrieben und Herr BERNARD begnügte sich daher, dieselbe in der Sitzung der Akademie vom 22. August 1859 zu deponieren" (VIRCHOW, 1865 a). Wer VIRCHOWs Schrift kennt und eine Entzifferung seiner Briefe vorgenommen hat – und wir bringen in unseren Abbildungen einige Proben davon – wird Verständnis haben, daß CLAUDE BERNARD vor einem unlösbaren Problem stand. Erst nach „einer weiteren Verständigung" im Oktober nach Rückkehr von einer Reise, wurde die Mitteilung in der Sitzung vom 7. 11. 1859 verlesen und damit ist im Sinne des Prioritätsstreites das Mitteilungs-Datum verschoben worden. Dies sind jedoch nur Arabesken der allgemeinen Forschungsgeschichte dieser Jahre.

Die Akademie von Paris hat die Bedeutung ZENKERs Krankheits-Darstellung – gewissermaßen die menschlich pathologisch-anatomische Anwendung der helminthologischen Studien – anerkannt. Sie hat dem Erlanger Pathologen in Würdigung seiner Verdienste um die Aufklärung der Trichinose den Montyon-Preis zuerkannt. CLAUDE BERNARD hat die Laudatio und den Beschluß der Kommission anläßlich der Verleihung 1865 verlesen.

ANTOINE DE MONT(H)YON, französischer Philanthrop von 1733 – 1820 war Staatsrat und Kanzler des Grafen von Artois seit 1780. Mit dem Grafen von Artois ging er während der Revolution- und Napoleonszeit ins Exil. Er bestimmte den größten Teil seines beträchtlichen Vermögens zu wohltätigen Zwecken oder zur Förderung wissenschaftlicher Forschung. Am bekanntesten ist der nach ihm benannte „Tugend-Preis" der Französischen Akademie für schriftstellerische Werke, welche die Moralität fördern (Meyers Konversations-Lexikon 1897).

Durch den Akt der Preisverleihung war die Priorität endgültig anerkannt und vor aller Welt klargestellt worden, daß ZENKER die Trichinose als Krankheit des Menschen erkannt hatte und durch die Aufklärung des einen Dresdener Krankheitsfalles und durch die Sicherstellung der Infektionsquelle sofort die gesamte Krankheitseinheit erfaßt hat – und das ist: Ätiologie, Pathomechanik und Prognostik.

Sanitätspolitische und hygienische Folgerungen

FRIEDRICH ALBERT ZENKER hat die Lehre von der Trichinose weiter beobachtet (ZENKER, 1871), aber nicht in den Fortgang der Krankheitsbekämpfung eingegriffen. Ganz anders RUDOLF VIRCHOW.

Es ist ein besonderes Kennzeichen von RUDOLF VIRCHOW, daß er nie *nur* Pathologe, *nur* Sozialkritiker, *nur* Abgeordneter, *nur* Anthropologe, *nur* Ethnologe, *nur* Politiker gewesen ist, sondern daß die enge Verknüpfung aller Wissenschaftszweige in den Assoziationsbahnen des Geistes dieses Forschers eine Einheit bildete.

So sah RUDOLF VIRCHOW in der Entdeckung von ZENKER nicht nur die erkenntnistheoretische Bedeutung für die medizinische Wissenschaft, sondern er war sofort auf dem Plan, etwas gegen die Krankheit tun zu müssen. RUDOLF VIRCHOW forderte – übrigens mit anderen, vor allem KÜCHENMEISTER (1864) und auch FRIEDREICH (1862) – eine „Fleischbeschau", die im Kern in dem heute noch üblichen Verfahren enthalten ist. RUDOLF VIRCHOW wußte als Stadtparlamentarier, wie wenig Städte in der damaligen Zeit ein eigenes Schlachthaus besaßen, er wußte, daß die meisten Schlachtungen auf dem Lande vorgenommen würden, wie auch die bekannt gewordenen Trichinen-Krankheitsfälle zunächst vom Lande stammten. So machte er den Vorschlag, man solle den Lehrer, den Apotheker, den Pfarrer, natürlich auch die Ärzte der Kleinstädte und

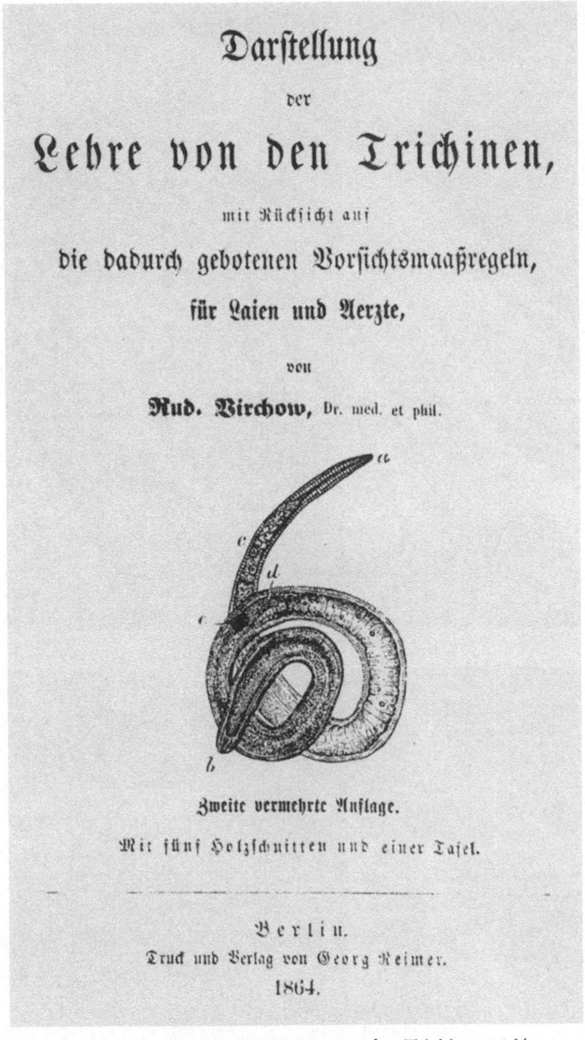

Darstellung

der

Lehre von den Trichinen,

mit Rücksicht auf

die dadurch gebotenen Vorsichtsmaaßregeln,

für Laien und Aerzte,

von

Rud. Virchow, Dr. med. et phil.

Zweite vermehrte Auflage.

Mit fünf Holzschnitten und einer Tafel.

Berlin.

Druck und Verlag von Georg Reimer.

1864.

Abb. 15. Titelblatt der Monographie von Rudolf Virchow über die Lehre von den Trichinen 1864

der Dörfer, ferner den Gutsherren, den Verwalter sowie Schiffskapitäne in dem Gebrauch des Mikroskops unterweisen, damit diese eine Fleischbeschau vornehmen könnten. Sogar den Preis der Geräte gab er an. Friedreich (1862) schreibt hierzu: „Gewiß dürfte es gelingen, an jedem Orte ein, etwa der Klasse der niederen Chirurgen und Barbiere angehöriges Individuum ausfindig zu machen, welches, ausgerüstet mit den ohne Schwierigkeit zu erwerbenden Kenntnissen und nötigen optischen Hilfsmitteln sich in gewissenhafter Weise einer genauen Inspektion der geschlachteten Tiere unterziehen könnte".

Alle diese Pläne stießen naturgemäß auf den Widerstand der Metzger, die den Schaden tragen sollten, falls ein Schwein etwa verworfen werden müßte. Virchow

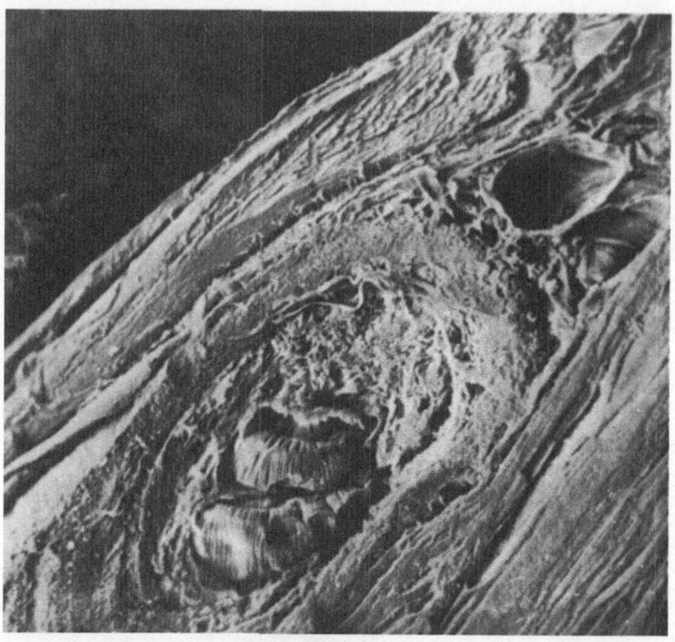

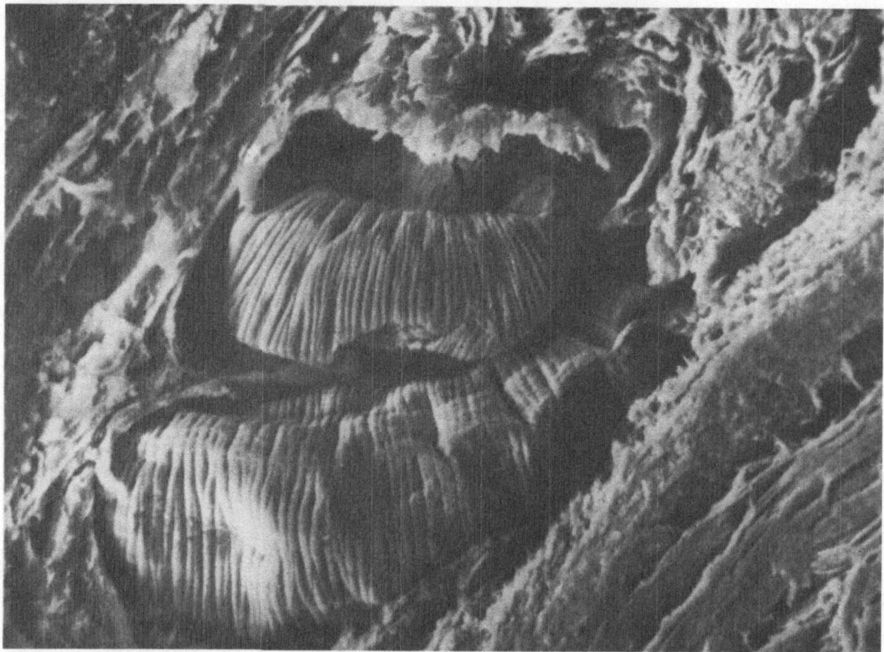

Abb. 1,6. Trichina spiralis in der Muskulatur (Sammlungspräparat). Rasterelektronenmikroskopische Darstellung oben: aufgebrochene Kapsel in einer Muskelfaser, 900fache Vergrößerung. Unten: Nahansicht der Trichinenoberfläche (nach Kapselaufbruch), Sammlungspräparat, rasterelektronenmikroskopische Darstellung 3000fache Vergrößerung

Abb. 17. Experimentelle Trichinose der Ratte (nach Fütterung mit trichinösem Bärenschinken). Trichina spiralis in der Muskulatur ohne Kapsel, (14 Tage nach der Fütterung). Oben 2 Spiralen einer Trichine, Rasterelektronenmikroskopie 900fache Vergrößerung. Unten Nahaufnahme der uneingekapselten („freien") Trichine in der Rattenmuskulatur. Rasterelektronenmikroskopische Darstellung 3000fache Vergrößerung

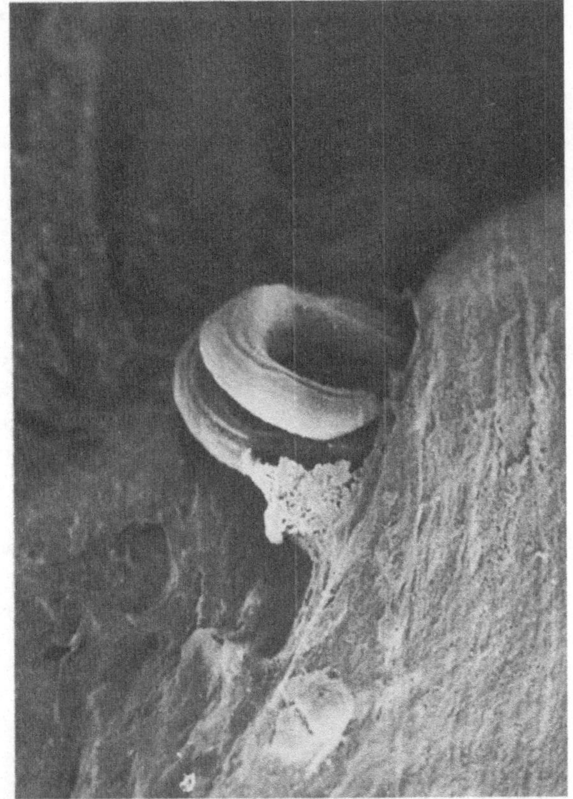

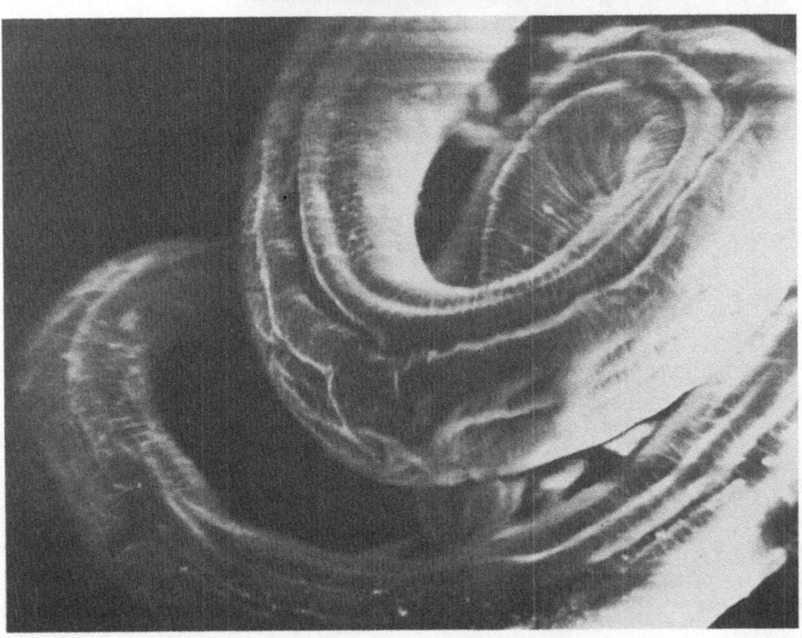

schlug eine Versicherung der Metzger vor und beschwichtigte auf diese Art den Widerstand dieser Berufsgruppe.

VIRCHOW schrieb eine Broschüre „Für Laien und Ärzte", die bald (1864) in der zweiten Auflage erscheinen mußte (Abb. 15). Bereits in seiner Arbeit von 1865 wird ein Abschnitt „Prophylaktisches" überschrieben. Weitere Monographien folgten (PAGENSTECHER, 1864/1866; VOGEL, 1865; KÜCHENMEISTER, 1862; HAUBNER, 1864).

Aber auch die Laien-Presse bis hin zur „Gartenlaube" behandelte das Trichinen-Problem. Das Verbot des Genusses von Schweinefleisch im mosaischen Ritus wurde im Sinne der Vermeidung der Trichinose gedeutet.

Der uneingeschränkte Einsatz von RUDOLF VIRCHOW und vieler anderer, die Mahnungen, durch gesetzliche Maßnahmen dieser Gefahr zu begegnen, führten teilweise zum Erfolg: Bereits 1862 wurde in Braunschweig eine Fleischbeschau eingeführt und hatte zum Ergebnis, daß jedes Jahr ein trichiniges Schwein ausgesondert wurde (BERKHAN, 1866). Die Befürworter dieser Maßnahme machten auf den Sachverhalt aufmerksam, daß durch dieses *eine* Schwein eine Quelle von ungezählten Krankheitsfällen verstopft sei, daß die Epidemie von Hedersleben, die 27 Todesopfer forderte und 320 Erkrankte umfaßte, von einem Schwein ausgegangen war. Die Gegner wiesen auf den Aufwand und das magere Ergebnis eines einzigen Schweines im Jahr hin.

Bald folgten einige Bundesländer. Die Königlich Preussische Regierung zu Potsdam machte durch amtlichen Erlaß bereits 1863 bekannt, „dass finniges und trichinen-

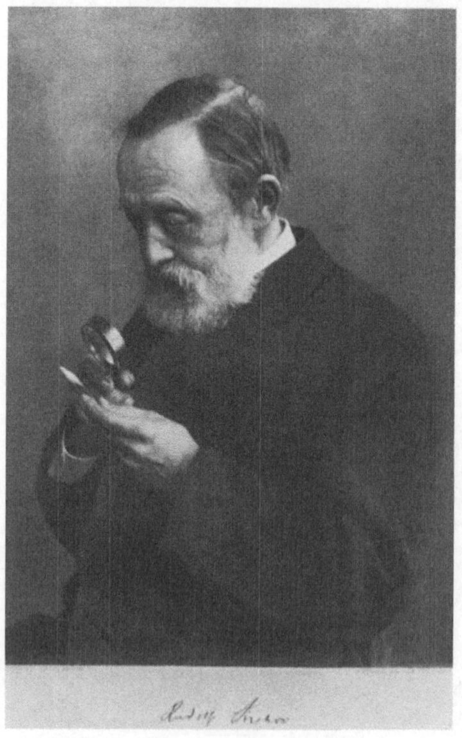

Abb. 18 a. RUDOLF VIRCHOW, 1821 – 1902

haltiges Fleisch im Sinne des Strafgesetzbuches zu den verdorbenen Esswaren gehöre, das Strafgesetz aber bedrohe den Verkauf solcher mit namhaften Strafen" (Preussisches Amtsblatt 1863, H. 16, 7. April). 1877 folgte dann die amtliche Einführung der Fleischschau in Preußen.

In Nürnberg (1865) wurde der Stadtrat durch eine Protestkundgebung der Metzger und Garköche bestürmt, als er plante, die Fleischschau einzuführen (ZENKER, 1871; LEIBBRAND, 1946). Im Deutschen Reich wurde die ärztliche Fleischschau erst 1900 durch Bundesratsgesetz obligatorisch (von ROHRSCHEIDT, 1902).

Unsere heutige Gesetzgebung bringt nur Abwandlungen und Vervollkommnungen dieses alten Gesetzes.

Das Gesetz der Fleischbeschau hat vermocht, daß die Trichinose, die Erkrankung des Menschen durch die Trichina spiralis, praktisch keine Rolle mehr spielt. Gelegentlich wurden nach dem II. Weltkrieg noch Erkrankungen beobachtet beim Verzehr von Wild, z. B. von Bärenfleisch, das die Fleischbeschau umgangen hatte. Die Trichinose hat heute in den entwickelten Staaten Seltenheitswert, Unfallwertigkeit. Eine amtliche Meldung besagt, daß exakt 17 Trichinenfunde in den Jahren 1968 bis 1972 in Deutschen Schlachthöfen gemacht worden sind.

Wir haben, um Trichinen im Rasterelektronenmikroskop untersuchen zu können (Abb. 16, 17) auf Sammlungsmaterial und einen Wildfall, auf die Schwanzmuskulatur

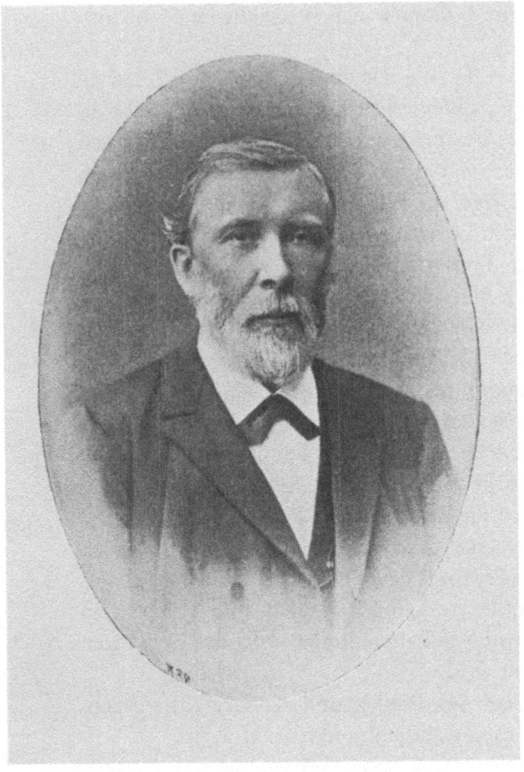
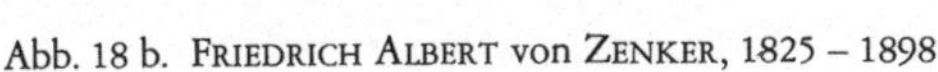

Abb. 18 b. FRIEDRICH ALBERT von ZENKER, 1825 – 1898

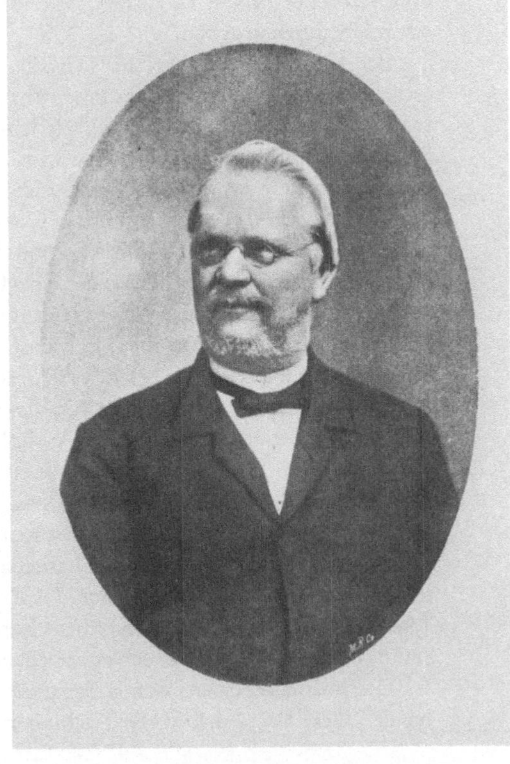

Abb. 18 c. RUDOLPH LEUCKART, 1822 – 1898

des Fuchses, zurückgreifen müssen und ferner auf Bärenfleisch, das im Staatlichen Untersuchungsamt Nürnberg zur Verfügung stand (Herrn Oberveterinär-Direktor Dr. G. STEGER von der Bayerischen Veterinär-Untersuchungsanstalt Nürnberg sei für die Überlassung des Materials herzlich gedankt).

Ausklang

Die Ursache für die Überwindung einer weitverbreiteten, zunächst nicht erkannten Krankheit, liegt begründet in den Vorgängen, die sich aus dem Briefwechsel dartun und sich auf wenige Monate im Anfang des Jahres 1860 zurückführen lassen. Unsere Zusammenstellung erfolgte, weil wir die Briefe von RUDOLF VIRCHOW, die sich im Besitze des Pathologischen Institutes der Universität Erlangen-Nürnberg befinden (und nur zum Teil von ZENKER, 1865, publiziert worden sind) einer weiteren Öffentlichkeit zugängig machen wollten, weil wir das Problem der Krankheitsbekämpfung nach Krankheitserkennung unter den klaren Bedingungen und unter Rückführung auf einen einzigen Obduktionsfall schildern wollten. Bei der zeitlich so dichten Folge der Entdeckungen, die in der Lehre, der Entwicklung, den Ruhestadien, dem Infektionsweg der Trichine und schließlich der *Krankheit durch den Wurm* gleichsam Schlag auf Schlag folgten, könnte man den Eindruck gewinnen, daß die „Trichinologie" Gegenstand eines Professoren-Gezänks sei. Die drei Forscher, die die Trichine und die Trichinose erarbeitet haben, LEUCKART, VIRCHOW und ZENKER haben jeweils einen historischen Überblick gegeben.

Bei Licht besehen bezieht sich die Historie, die LEUCKART 1860 und 1866 in (scheinbarer) Genauigkeit zusammentrug, ausschließlich auf die helminthologische Situation des Problems, wobei vielfach Irrwege beschritten wurden, wegen der raschen Folge der Entdeckung Erkenntnisse widerrufen werden mußten. VIRCHOW sucht neben den Einzelheiten das biologisch allgemein-gültige, die Zellverbindung, den Durchtritt der Trichinen-Embryonen durch die Wand des Darmes und die Einwanderung in die Muskelzelle. Auch er hat die Historie der Entdeckung fleißig zusammengetragen (1865) und dabei die Verdienste der einzelnen Forscher charakterisiert. ZENKER, der die Trichine im anatomischen Untersuchungsgut lange kannte, sah die *Krankheit* und erkannte von da ausgehend die Trichinose auch in ihrer Infektionsquelle. Auch er hat kalendarisch die Ereignisse der Erforschung zusammengestellt (1866).

Die Art, wie der Gegenstand von den einzelnen Forschern behandelt wird, gibt ein Bild der Temperamente dieser drei Persönlichkeiten (Abb. 18). LEUCKART als der rasche Helminthologe, für den jedes Ergebnis eine Erkenntnis ist, VIRCHOW, der Biologe und Arzt, der die Bedeutung für die Medizin und die Sanität sieht. ZENKER, der Gelehrte am Sektionstisch, der als Schüler von ROKITANSKY der Beobachtung am Sektionstisch alles verdankt – während er dem Titanen aus Preussen gegenüber ohnehin einen gewissen Vorbehalt hat – ZENKER, der die Krankheit erkannt hat, sich aber von diesem Tagesereignis nicht von seiner Muskelforschung abhalten lassen will, der im echten Sinne gekränkt ist, wenn er schlecht behandelt wird.

Der phantasiebegabte Seher, der umfassende Synthetiker und der sorgfältige Beobachter – diese Drei – haben die Trichine und die Trichinenkrankheit erforscht.

Literatur

Backwinkel, K.-P., Themann, H.: Elektronenmikroskopische Untersuchungen über die Pathomorphologie der Trichinellose. Beitr. path. Anat. **146**, 259 – 271 (1972).

Behrend: Ein Fall von Trichiasis. Dtsch. Klinik **XV**, 293 – 295 (1863).

van Beneden: Observations relatives á la reproduction de divers zoophytes et á la transformation du Trichina spiralis en Trichocephalus; extrait d'une lettre de M. van Beneden 23. 8. 1859 adressée á M. Milne Edwards. C. R. Acad. Sci. (Paris) **49**, 452 – 453 (1859).

Berkhan: Ergebnisse der mikroskopischen Untersuchung des Schweinefleisches. Virchows Arch. path. Anat. **35**, 1 – 11 (1866).

Bernard, Cl.: Prix de Médecine et chirurgie, fondé par M. de Montyon. Rapport sur le concours de L'année 1864. C. R. Acad. Sci. (Paris) **60**, 262 – 266 (1865).

Cohnheim, J.: Zur pathologischen Anatomie der Trichinenkrankheit. Virchows Arch. path. Anat. **36**, 161 – 186 (1866).

Fasske, E., Themann, H.: Elektronenmikroskopische Befunde an der Muskulatur nach Trichinenbefall. Virchows Arch. path. Anat. **334**, 459 – 474 (1961).

Ficinus, Dr.: Ein Beitrag zur Casuistik der Trichinenkrankheit. Preuß. Medicinal Zeitung **VI**, 63 – 64 (1864).

Fiedler, A.: Beiträge zur Entwicklungsgeschichte der Trichinen, nebst einigen Mitteilungen über die Einwirkung einzelner Medikamente und anderer Agentien auf dieselbst. Archiv der Heilkunde **5**, 1 – 29 (1864).

Fiedler, A.: Zur Trichinenlehre. Dtsch. Arch. klin. Med. **1**, 66 – 71 (1866).

Fiedler, A.: Zur Erinnerung an Friedrich Albert von Zenker. Jahresb. der Gesellschaft für Natur- und Heilkunde in Dresden. S. 117 – 128. Sitzungsperiode 1898 – 1899.

Fränkel, Dr.: Trichinenkrankheit. Preuß. Medicinal Zeitung **VI**, 122 – 124, 132 – 134 (1863).

Friedreich, N.: Ein Beitrag zur Pathologie der Trichinenkrankheit beim Menschen. Virchows Arch. path. Anat. **25**, 399 – 413 (1862).

Fürstenberg, Dr.: Über die Verkalkung der Trichinen-Kapseln. Virchows Arch. path. Anat. **32**, 551 – 552 (1865).

Grosse: Leuckart in seiner Bedeutung für Natur und Heilkunde. Jahresberichte d. Ges. f. Natur- u. Heilk. zu Dresden, 16. 4. 1898. Sitzungsperiode 1897 – 1898.

Groth: Ein Fall von geheilter Trichinenkrankheit. Virchows Arch. path. Anat. **29**, 602 – 609 (1864).

Haubner, K.: Über die Trichinen mit besonderer Berücksichtigung der Schutzmittel gegen die Trichinenkrankheit beim Menschen. Berlin: August Hirschwald 1864.

Hauser, G.: Die Zenkersche Sektionstechnik. Jena: Gustav Fischer 1913.

Heller, A.: Invasionskrankheiten. in: H. v. Ziemssen, Handbuch der Speziellen Pathologie und Therapie, 3. Bd., 1874. Leipzig: F. C. W. Vogel 1874.

Heller, A.: Die Schmarotzer mit besonderer Berücksichtigung der für den Menschen wichtigen. München u. Leipzig: Verlag R. Oldenbourg 1880.

Herbst, G.: Beobachtungen über Trichina spiralis, in Betreff der Übertragung der Eingeweidewürmer. Nachrichten der G. A. Universität u. der Kgl. Gesellsch. der Wissenschaften zu Göttingen **19**, 257 – 264 (1851).

Huber, J. Ch.: Zur Geschichte der Trichinose. Centralbl. Bacteriol. u. Parasitenkunde. **21**, 1. Abt. 684 – 686 (1897).

Johne, A.: Der Trichinenschauer. Leitfaden für den Unterricht in der Trichinenschau und für die mit der Kontrolle und Nachprüfung der Trichinenschauer beauftragten Veterinär- und Medizinalbeamten. Berlin: Paul Parrey 1896.

Klusemann, Dr.: Die Trichinenkrankheit in Burg. Preuß. Medicinal Zeitung **VI**, 396 – 397 (1863).

Königsdörffer: Über die Trichiniasis. Dtsch. Klinik **XV**, 460 – 461 (1863).

Küchenmeister, F.: Die in und an dem Körper des lebenden Menschen vorkommenden Parasiten. Ein Lehr- und Handbuch, Bd. I. Leipzig: Verlag B. G. Teubner 1855.

Küchenmeister, F.: Mikroskopische Fleischschau. Jahresber. d. Ges. f. Natur- und Heilkunde zu Dresden 1861 – 1862, 23. 1. 1863.

Küchenmeister, F.: Über die Notwendigkeit und allgemeine Durchführung einer mikroskopischen Fleischschau. Allen Medicinalbehörden des In- und Auslandes, sowie speziell den Stadträten und den Stadtverordneten zu Dresden vorgelegt. Dresden: C. Heinrich 1864.

Kussmaul, A.: Jugenderinnerungen eines alten Arztes. Stuttgart: A. Bonz u. Comp. 1922.

Landois, L.: Zwei neue Endemien durch Ansteckung mit Trichina spiralis. Dtsch. Klinik 24. 1. 1863. **XV**, 29 – 32 (1863).

Landois, L.: Weitere Mittheilungen über die Trichinen-Endemie auf der Insel Rügen von 1863. Dtsch. Klinik **XV**, 79 (1863).

Leibbrand, W.: Gedenkrede für Friedrich Albert Ritter von Zenker anläßlich seines 50jährigen Todestages am 13. Juni 1898 im Pathologischen Institut der Friedrich Alexander Universität Erlangen, 13. 6. 1948 (Manuskript).

Leuckart, R.: Bericht über die Leistung in der Naturgeschichte der niederen Thiere während des Jahres 1856. Wiegmanns Arch. für Naturgeschichte **XXIII**, 165 – 227 (1857).

Leuckart, R.: Der geschlechtsreife Zustand der Trichina spiralis. Z. rationelle Medicin. Dritte Reihe **VIII**, 259 – 262 (1860).

Leuckart, R.: Zusatz zu den auf S. 259 gemachten Mittheilungen über den geschlechtsreifen Zustand der Trichina spiralis (5. März 1860) samt einer späteren Anmerkung vom 18. März 1860. Z. rationelle Medicin. Dritte Reihe **VIII**, 334 – 335 (1860).

Leuckart, R.: Bau und Entwicklungsgeschichte der Pentastomen. Leipzig und Heidelberg: C. F. Winter 1860.

Leuckart, R.: Untersuchungen über Trichina spiralis. Zugleich ein Beitrag zur Kenntnis der Wurmkrankheiten. Leipzig und Heidelberg: C. F. Winter 1860.

Leuckart, R.: Anhang zum vorhergehenden Aufsatze. Arch. d. Vereins f. wissenschaftl. Heilk. N. F. **I**, 56 – 67 (1865).

Leuckart, R.: Untersuchungen über Trichina spiralis. Zugleich ein Beitrag zur Kenntnis der Wurmkrankheiten. Leipzig und Heidelberg: C. F. Winter 1866.

Leuckart, R.: Helminthologische Mittheilungen. 1. Zur Geschichte der Trichinenfrage. Arch. d. Vereins f. wissenschaftl. Heilk. **II**, 57 – 80 (1866).

Leuckart, R.: Helminthologische Mittheilungen. 3. Nochmals die Geschichte der Trichinenfrage. Arch. d. Vereins wissenschaftl. Heilk. **11**, 235 – 250 (1866).

Leuckart, R.: Bericht über die wissenschaftlichen Leistungen in der Naturgeschichte der niederen Thiere während der Jahre 1870 und 1871. Archiv f. Naturgesch. **37**, 367 – 484 (1871).

Leuckart, R.: Die menschlichen Parasiten und die von ihnen herrührenden Krankheiten. Ein Hand- und Lehrbuch für Naturforscher und Ärzte. II. Bd. Leipzig u. Heidelberg: C. F. Winter 1876.

Lücke, A.: Die Trichinen vor dem Forum. V. Jahresschrift f. gerichtl. u. öffentl. Medicin **25**, 102 – 109 (1864).

Maurer, A.: Eine Trichinosisgruppe aus Bayern. Dtsch. Arch. klin. Med. **8**, 368 – 386 (1871).

Meissner, H.: Beiträge zur Lehre von der Trichinenkrankheit. Schmidts Jahrb. der in- u. ausl. ges. Medicin **117**, 45 – 56 (1863).

Meissner, H.: Über die Trichinenkrankheit. Schmidts Jahrb. der in- u. ausl. ges. Medicin **119**, 186 – 195 (1863).

Mosler, F.: Helminthologische Notizen. Virchows Arch. path. Anat. **33**, 414 – 432 (1865).

Owen, R.: Description of a Microscopic Entozoon infesting the Muscles of the Human Body. Transact. Zool. Soc. (London) **I**, 315 – 324 (1835).

Owen, R.: Beschreibung eines mikroskopischen Entozoon, welches die Muskeln des menschlichen Körpers bewohnt. Zool. Ges. in London, 24. Febr. 1835. Schmidt's Jahrbücher IX. Bd. **1**, 376 (1836).

Owen, R.: Ein mikroskopischer Binnenwurm in den menschlichen Muskeln. (Johannes Müller's) Arch. f. Anatomie, Physiologie und wissenschaftl. Medicin 526 – 528 (1835).

Pagenstecher, A.: Die Trichinen. Leipzig: W. Engelmann 1866 [2].

Pagenstecher, A.: Zur Trichinenlehre. Erwiderung an Herrn Prof. Zenker. Arch. d. Vereins f. wissenschaftl. Heilk. **11**, 251 – 255 (1866).

Piekarski, G.: Medizinische Parasitologie. Leverkusen: Bayer A. G. 1961.

Probstmayr: Zur Trichinenfrage. Virchows Arch. path. Anat. **30**, 265 – 266 (1864).

Rohrscheidt, K. v.: Das Fleischbeschaugesetz vom 3. Juni 1900. Leipzig: C. L. Hirschfeld 1902.

Samter, J.: (Posen) Erkrankungen nach dem Genuss von Schweinefleisch, Trichinen? Virchows Arch. path. Anat. **29**, 215 – 221 (1864).

Schmidt, H.: Über die Entdeckung der Trichinenkrankheit. Inaug. Diss. (med.) Erlangen 1949.

Simon, G.: Eine Epidemie von akuter Trichinenerkrankung in Calbe a. d. S. Preuß. Medicinal Zeitung **V**, 297 – 301, 305 – 307 (1862).

Timm: Trichinen im Carcinom (Briefliche Mittheilung an den Herausgeber). Virchows Arch. path. Anat. **30,** 447 – 448 (1864).

Tüngel, C.: Ein tödlich verlaufender Fall von Trichinenkrankheit beim Menschen. Virchows Arch. path. Anat. **27,** 421 – 424 (1863).

Tüngel, C.: Zwei neue Fälle von Trichinenkrankheit beim Menschen. Virchows Arch. path. Anat. **29,** 224 – 226 (1864).

Tüngel, C.: Eine Schinkenvergiftung, welcher höchstwahrscheinlich eine Infektion mit Trichinen zu Grunde lag. Virchows Arch. path. Anat. **28,** 391 – 405 (1863).

Virchow, R.: Helminthologische Notizen. Virchows Arch. path. Anat. **11,** 79 – 86 (1857).

Virchow, R.: Fütterungsversuche mit Trichina spiralis. Ges. f. wiss. Med. in Berlin 1. 8. 1859. Dtsch. Klinik 429 – 430 (1859).

Virchow, R.: Recherches sur le développement du Trichina spiralis. Scéance du lundi 7 novembre 1859. Compte rendue des scéances de l'académie des sciences á Paris **46,** 660 – 662 (1859).

Virchow, R.: Note sur le Trichina spiralis. C. R. Acad. Sci. (Paris) **51,** 13 – 16 (1860).

Virchow, R.: Helminthologische Notizen. 3. Über Trichina spiralis. Virchows Arch. path. Anat. **XVIII,** 330 – 346 (1860).

Virchow, R.: Helminthologische Notizen. 6. Vorläufige Nachricht über neue Trichinen-Fütterungen. Virchows Arch. path. Anat. **XVIII,** 535 – 536 (1860).

Virchow, R.: Darstellung der Lehre von Trichinen mit Rücksicht auf die dadurch gebotenen Vorsichtsmaßregeln, für Laien und Ärzte. Berlin: Georg Reimer Verlag 1864 [2].

Virchow, R.: Zur Trichinen-Lehre. Virchows Arch. path. Anat. **32,** 332 – 371 (1865) a.

Virchow, R.: Über das natürliche Vorkommen der Trichinen. Virchows Arch. path. Anat. **32,** 554 (1865) b.

Virchow, R.: Über das natürliche Vorkommen von Trichinen. Virchows Arch. path. Anat. **35,** 201 – 203 (1866).

Virchow, R.: Trichinen beim Iltis, beim Fuchs und bei der Ratte. Virchows Arch. path. Anat. **36,** 149 – 152 (1866).

Vogel, J.: Die Trichinenkrankheit und deren Bekämpfung. Arch. d. Vereins f. wissenschaftl. Heilk. N. F. **I,** 13 – 55 (1865).

Volkheimer, G.: Persorption. In: Bartelheimer-Kühn-Becker-Stelzner Gastroenterologie und Stoffwechsel. Stuttgart: Gg. Thieme Verlag 1972.

Wiederhold: Über Trichinen und ähnliche Gebilde im Schweinefleisch. Virchows Arch. path. Anat. **33,** 549 – 552 (1865).

Wolff, C.: Eine Trichinen-Epidemie in Westpreußen. Virchows Arch. path. Anat. **34,** 230 – 233 (1865).

Zenker, F. A.: Über einen neuen thierischen Parasiten des Menschen (Pentastomum denticulatum Rud.). Z. rationelle Medicin **V,** 212 – 234 (1854).

Zenker, F. A.: Über die Trichinenkrankheit des Menschen. Virchows Arch. path. Anat. **XVIII,** 561 – 572 (1860).

Zenker, Fr. A.: Trichinenkrankheit. (Epidemie in Plauen). Jahresbuch d. Gesell. Natur- u. Heilk. 12. 4. 1862. Dresden 1861 – 1862.

Zenker, Fr. A.: Über die Veränderungen der willkürlichen Muskeln im Typhus abdominalis nebst einem Excurs über die pathologische Neubildung quergestreiften Muskelgewebes. Eine pathologische Untersuchung. Leipzig: F. C. W. Vogel 1864.

Zenker, Fr. A.: Beiträge zur Lehre von der Trichinenkrankheit. Dtsch. Arch. klin. Med. **1,** 91 – 124 (1866).

Zenker, Fr. A.: Zur Lehre von der Trichinenkrankheit. Dtsch. Arch. klin. Med. **8,** 387 – 421 (1871).

Zenker, Fr. A., Waldeck: Über neue Fälle der Trichinenkrankheit. Jahresbericht der Ges. f. Natur- u. Heilkunde in Dresden 1861 – 1862 12. 1. 1861.